このクスリがボケを生む！

「ケモブレイン」にならない13の知恵

近藤誠がん研究所 所長
近藤誠

まえがき

日本のボケ（認知症）の半数が、クスリのせいで生まれていると言ったら、どう思われますか？

本書はクスリによるボケなどの「ケモブレイン」の問題を明らかにするものです。「ケモブレイン」と聞いてピンときた方は、医療にお詳しいですね。このところ欧米で使われるようになった新語だからです。

これまでケモブレインは、抗がん剤によるものを指すことがほとんどでした。抗がん剤で思考力や記憶力など「認知機能」がおとろえるからです。

ケモブレインとは「クスリによる脳の障害」という意味です。

ケモは英語で「化学」を意味し、直訳すると「化学脳」。これでは意味不明なので、本書でも「ケモブレイン」で通します。

しかし、脳の障害が抗がん剤によるものだけだと考えると、「木を見て森を見ず」になります。つまり間違える。

ぼくが東京・渋谷にひらいた「セカンドオピニオン外来」では、降圧剤などありふれたクスリの相談もお受けしています。**そこで目立つのは、クスリで脳がやられた方が少なくないこと。**たとえばこんな調子です。

降圧剤・胃薬でボケる⁉

採血検査で異常値を指摘されて前立腺がんを発見された80歳の男性が、奥様と一緒に来られました。がんに関しては大略、

「欧米の比較試験では、こういう前立腺がんを治療しても寿命がのびないことがハッキリしている。

治療を受けると、後遺症で苦しんだうえ、早死にしやすい。

がんと診断されたことを忘れたほうがいい。もう検査を受けないこと」

と伝えました。

ただ時間が余っていたので、気になったことを切りだしました。

「失礼ながら、あなたはボーっとしているし、お顔に生気がないですね。ぼくが話すときも目をそらしているし、自分からはほとんどしゃべらない」

妻「そうなんです。個人営業でしっかり働いていたんですが、このところボケーっとするようになってしまって、心配です」

「なにかクスリを飲んでいませんか」

すると本人がカバンから、医院でもらったクスリの説明書をとりだしました。話は理解できているようです。

「8種類も飲んでいますね。降圧剤や胃薬など、認知能力が下がるクスリがいくつも処方されています。

だけど、以前からずっと飲んでいたんでしょ。最近になってボケてきたのは、どういうことかなぁ」

妻「あっ、がんと言われてから、私が見張って、クスリを全部きちんと飲むようにさせたんです。それまでは主人が、適当にクスリを選んで、飲んだり、飲まなかったりしていたようです」

「ああ、それだ。それでボケてきたんだ。**医療の世界には、医者の言うことをよく聞く、**

真面目な人ほどボケやすいという背理があります。これら8種のなかに、必要なクスリはひとつもありません。全部やめてみたらどうでしょうか」

妻「はい」

クスリをやめる方法は13章で検討します。

クスリが認知症を生みだしている

クスリでボケなど、ケモブレインが生じるケースはたくさんあります。

多数のクスリを服用している場合はもちろんですが、高血圧など「生活習慣病」のクスリ、はたまた胃薬やワクチンなど、1種だけでも脳の障害が起こりうる。鼻炎薬や睡眠改善薬のような市販薬にもその危険性があります。

化学物質たるクスリによって脳の障害が起きたら、ケモブレインと呼びましょう。

ケモブレインの症状は多彩です。

集中力の低下やちょっとした物忘れは軽いほう。

不穏、興奮、ケイレン、こん睡や、脳死、植物状態になる人もいます。

人びとに恐れられている「認知症」（ボケ）もケモブレインのことがある。というよりも、クスリによってボケてしまう人はたいへん多いのです。――日本のボケ人口のかなりを占めているはずです。

認知機能を害するクスリには、

降圧剤、胃薬、カゼ薬、アレルギー薬、血糖降下剤、コレステロール低下薬、ボケ・不眠・不安の薬、抗がん剤、ホルモン剤、鎮痛剤、ワクチン

などなど、さまざまなものがあります。

問題は、ボケてきた本人は、ケモブレインを自覚できないことです。

そもそもクスリによってボケが起こることを知らないし、想像していない。そしてクスリで認知機能が低下してしまうと、自身がボケてしまった事実に気づきにくくなるからです。

しかしケモブレインの場合、クスリをやめると、ボケ症状がよくなることが少なくない。――ご家族も、ケモブレインについて理解を深めてください。

あなたの脳を守れるのはあなただけ

本書の構成ですが、クスリの種類ごとにケモブレインを解説しました。章の順番に大きな意味はないので、どこからでも読んでいただけます。

抗うつ剤や抗不安薬など精神にはたらきかけるクスリには、ケモブレインを起こす危険がありますが、クスリを飲みはじめた理由や経緯がさまざまだし、クスリの種類もたくさんあります。そのため、論じはじめると際限がなくなる一方、問題点はウェブなどで既に多々指摘されています。それでこの系統のクスリは、睡眠薬（睡眠導入剤）と抗不安薬の一部にかぎって解説します。

ところでどんなクスリも、めざす効果が本当に得られるのかどうかが肝腎です。この点、がんや生活習慣病などのクスリは、本当に効果があるのかわかりにくいという特徴があります。そのためクスリの効果についても、それぞれの章で説明しました。

また、クスリの問題を理解するために知っておいたほうがよいと思われる事項は「コラム」で解説しました。

本書を執筆して驚いたのは、ケモブレインが生じる人が、以前予想していた以上に多いことです。

おそらく日本のボケ（認知症と軽度認知障害）人口の半分くらいは、ケモブレインのために認知機能が低下したのではないかと感じます。——それらの人びとは、クスリをやめれば認知機能が改善するか、ボケが治る可能性があります。

脳は、人間にとって一番大切な臓器です。

脳がうまくはたらかなくなったら、生きていることの意味は激減します。

医師から「病気だ」「クスリだ」と告げられたときに自分の脳をどう守るか。それはあなた自身にかかっています。

近藤誠がん研究所　所長

近藤　誠

本書での用語の使い方について

ボケた状態を、かつて医学界では「痴呆《ちほう》」と言っていました。——表現がきついというので、2004年に厚生労働省（以下、厚労省）の検討会で「認知症」を使うことに決めました。「言葉狩り」の一種ですね。

しかし「認知症」は、日本語として破たんしています。

というのも日本では、たとえば食事がうまくとれない場合を「摂食障害」と表現し、「摂食症」とは言わない。——正常な機能や動作を意味する言葉に病気をあらわす「症」という字をつけてはいけない、という暗黙のきまりがあるからです。人の歩行機能が悪化した場合を「歩行症」とは呼びませんね。

この点「認知」は覚える、考えるなどの知的機能を総称する言葉なので、これに「症」をつけて字義通りに解釈すると、「認知することが病気」となってしまって意味不明。「おじいちゃんは認知が進んだね」と言わないのは、それだと頭が良くなったという意味になりかねないからです。

それゆえ本書では、「認知症」はなるべく使わず、「ボケ」で代用します。「ボケが進んだ」「ボケがよくなった」という表現も自然で、無理がありません。──**本書で「ボケ」とあったら「認知症」（文脈により軽度認知障害を含むことがある）と読みかえてください。**

なお「ボケ」のことを英語では「デメンチア」といいます。「欠落した」を意味する「デ」と、「精神」を意味する「メンチア」を組み合わせた言葉です。いわば「精神の抜け殻」です。──欧米では「言葉狩り」はないようです。

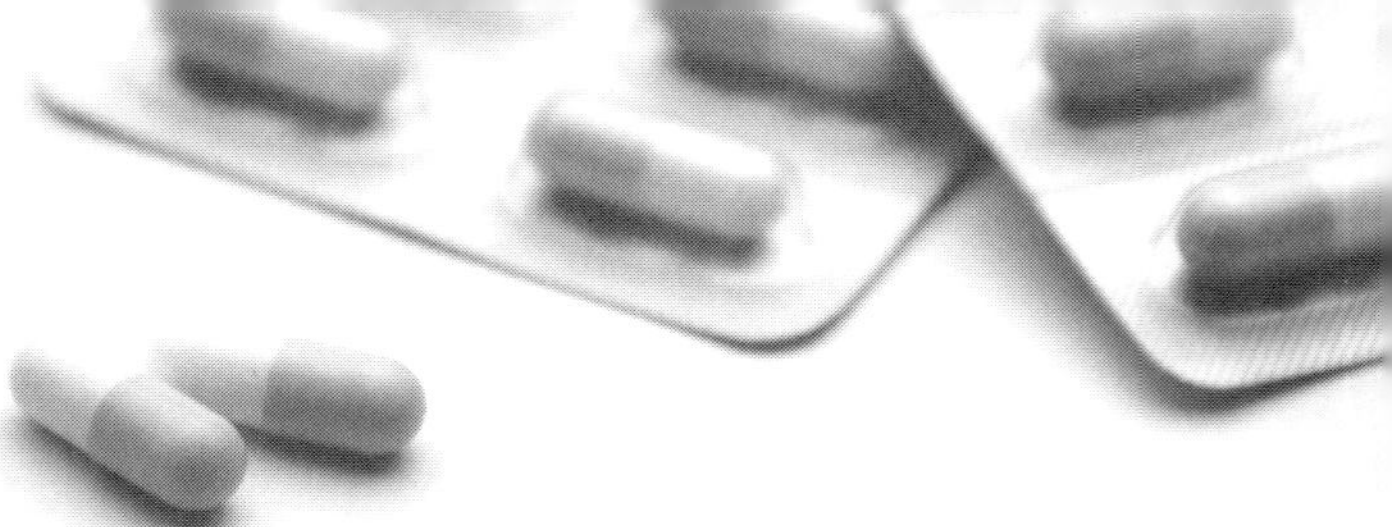

1章 降圧剤はなぜボケを引き起こすのか？

もくじ

2章 胃薬でボケやせん妄が起こる

3章 ただのカゼ薬でボケてもいいのか

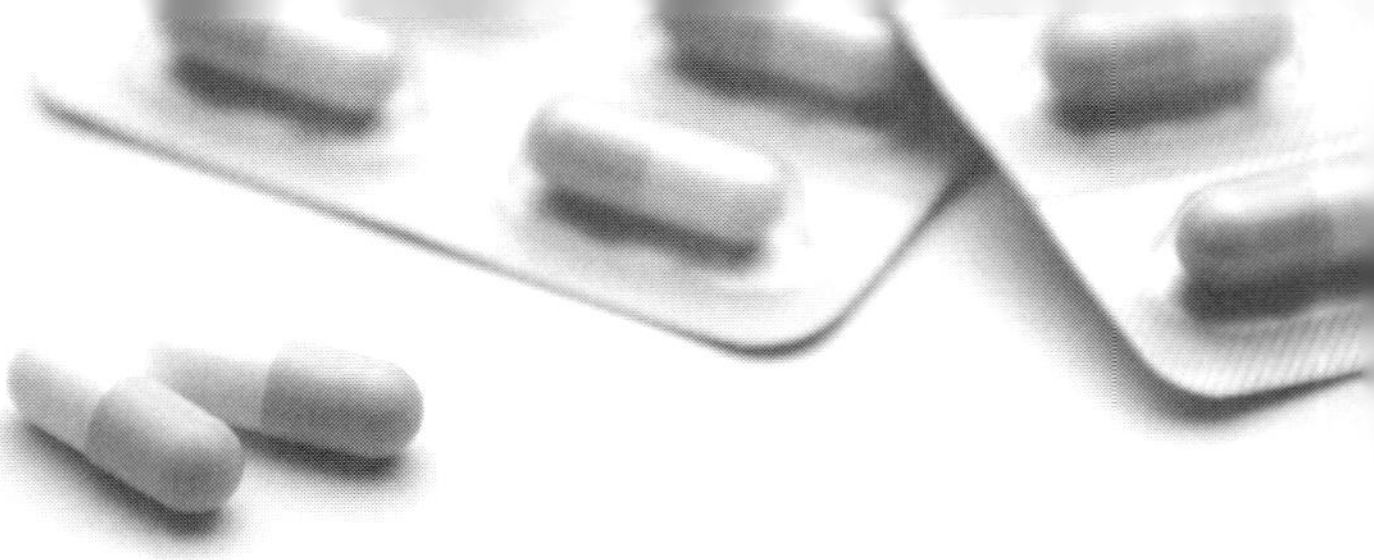

4章 血糖降下剤がボケ、脳死を引き起こす

5章 コレステロール低下薬のこわい副作用

6章 副作用が強すぎる、ボケ、不眠・不安のクスリ

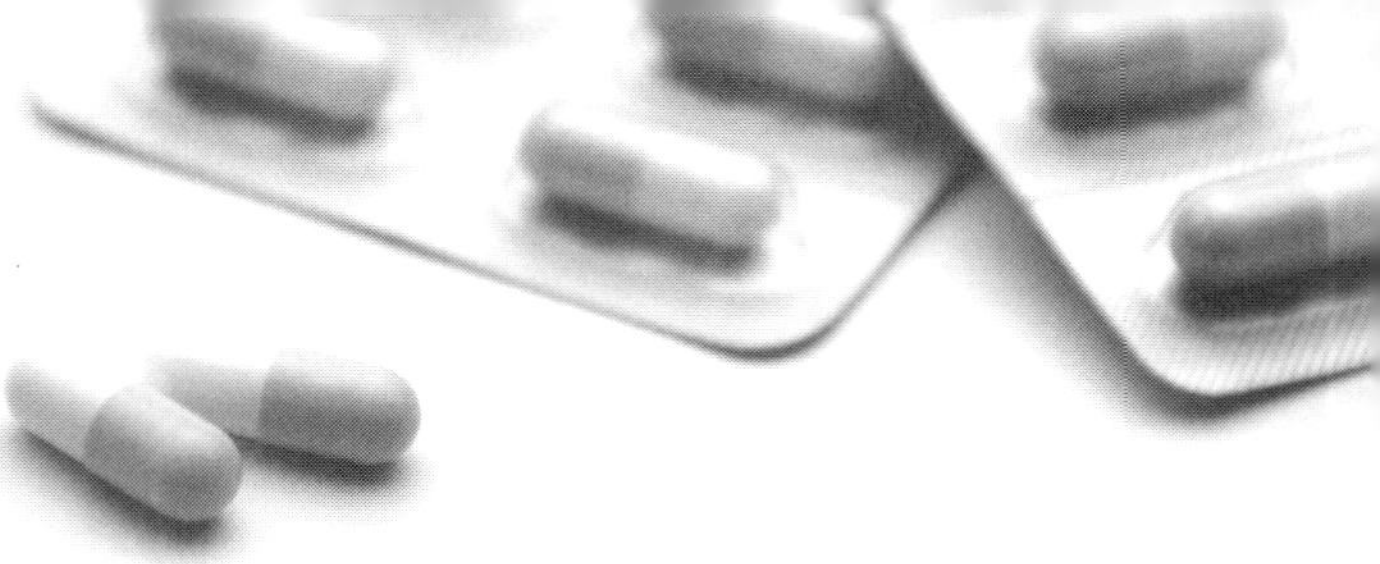

7章 ワクチンで起こる脳障害

8章 抗がん剤とケモブレイン

9章 オプジーボが引き起こすケモブレイン

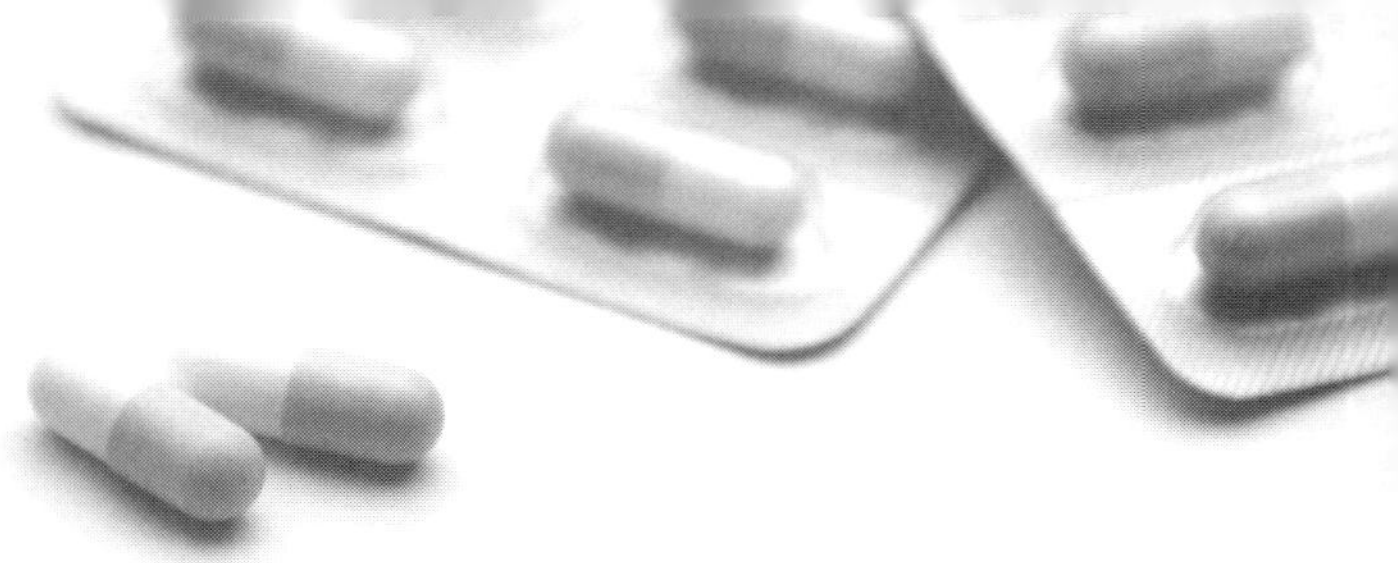

10章

性ホルモン抑制療法がボケを生む

11章 鎮痛剤で死亡する

12章 クスリの相互作用の危険性

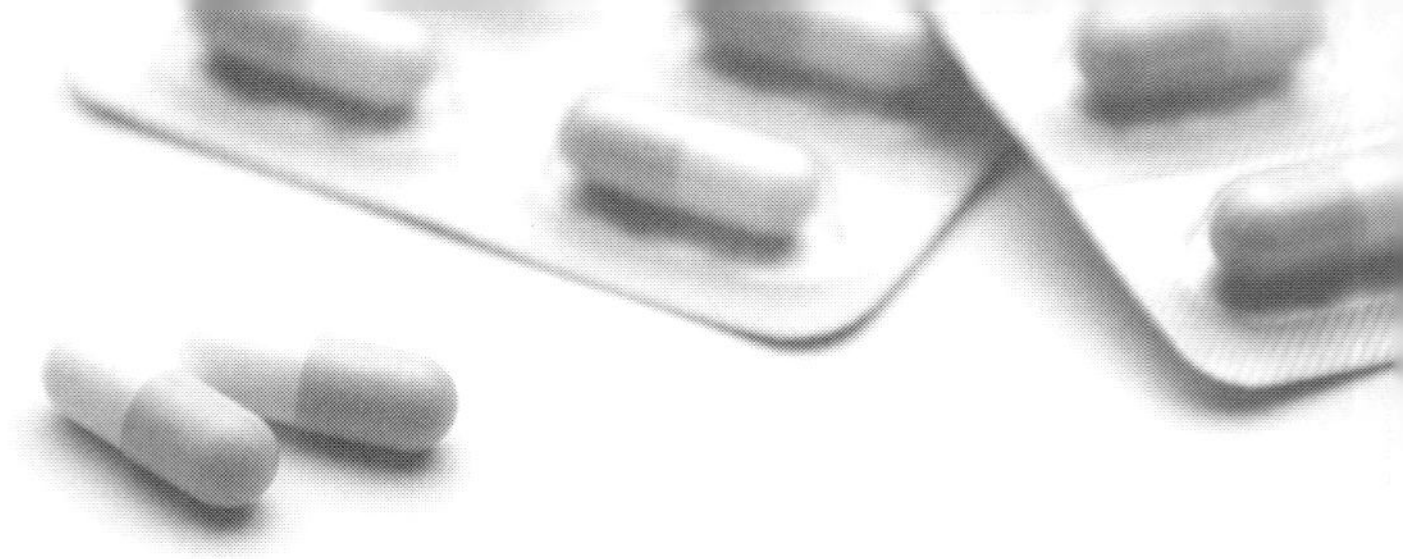

13章 ボケないためのクスリのやめ方

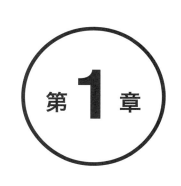

第1章

降圧剤はなぜボケを引き起こすのか？

2000万人以上が降圧剤を毎日飲んでいる

この国には高血圧の人が4300万人もいて、「最も患者数の多い生活習慣病」であり、高血圧と診断された人は、過半数が降圧剤を飲んでいます（日本臨牀2015;73:1803）。

よく処方される降圧剤には、「**ミカルディス**」「**オルメテック**」「**ブロプレス**」「**アジルバ**」「**ディオバン**」「**ノルバスク**」（一般名：**アムロジピン**）などがあります。

でもクスリの常として、副作用がある。降圧剤でよく見られる脳関連の症状としては、

- **頭がボーッとする**
- **集中力の低下**
- **物覚えの悪化**
- **立ちくらみ**
- **めまい**

・ふらつき感

などがあります。

これらのほとんどは、クスリが脳細胞をやっつけるのではなく、血圧が下がったことによる症状です。言いかえれば、降圧剤の種類をかえても、症状は持続します。なぜなのか。

高血圧は、じつは脳を守っている

脳は、人が生きるための司令塔です。

ただ生きるためだけなら、心臓など他の重要臓器と同列ですが、人とチンパンジーの違いをきわだたせているのは、脳のはたらきです。

その脳をはたらかせるには、大量の血液がいります。

脳の重さは、人の体重の2％程度なのに、心臓からでていく血液の15～20％もが脳に回るのです。血液が運ぶ「酸素」や「ブドウ糖」がそれだけ必要とされるわけです。

ところが、脳はからだのてっぺんにあるので、血液をとどけるには、心臓が強く打って血圧を上げなければなりません。ちなみにキリンは首がとても長いため、血圧もたいへん高いことが知られています。

ところが血液の通り道である動脈は、老化すると硬くなり、内腔が狭くなる（＝動脈硬化）。**そのままでは若いときより、脳に血液をとどけにくくなるので、心臓がより強く打って血圧を上げ、脳への血液量を確保するのです。**

つまり高血圧は、脳のはたらきを守ろうとしてからだが自己調節した結果です。

人のからだは生まれた瞬間から変化しつづけ、食事内容、睡眠時間、運動の強さと量、外部の気温などの、いのちを支える状況もどんどん変わります。からだは、なにが起きてもベストコンディションを保てるよう、時々刻々、臓器や組織のはたらきを調節します。

すばらしい奇跡だと思いませんか。私たちがオギャーと生まれてから一秒の休みもなく、からだは血圧をふくむ諸機能をこまめに調節して、体調を最適に保とうとしているのです。

降圧剤はすべて脳機能を低下させる！

それなのにクスリを飲むと、どうなるか。

クスリによって血圧が下がる。するとからだの調節システムは「異常」を感知して血圧を上げようとする。そのため、医師がめざす値まで血圧が下がらないことも多い。

そのとき、クスリで得られた血圧をよしとする医師と、別の降圧剤を追加する医師に分かれます。

ぼくのセカンドオピニオン外来に来られた患者さんたちの「おクスリ手帳」を見ると、降圧剤を追加する医師のほうが多数派です。――それでも目標値にとどかないと、第三の降圧剤を追加する医師も多い。降圧剤だけで3〜4種類飲まされている人はよくいます。

こうして血圧を下げた結果、前述のような脳関連の自覚症状がでるわけです。

言いかえれば、降圧剤でわざわざ脳機能を落としている。

降圧剤の副作用のひとつに、認知機能の低下をあげるべきでしょう。

認知機能が低下した１７２人を対象とした研究があります（68％がボケ（デメンチア）、32％が軽度認知障害）。

そのうち70％が降圧剤を飲んでいるのですが、９か月後に調べてみると、**血圧が低い人ほど認知機能が低下していました**（JAMA Intern Med 2015;175:578）。

ところが患者さんのなかには、すごく血圧が下がっているのに、「気になる症状はない」と言う人もいます。認知機能が落ちたため、症状を自覚しにくくなっている可能性があります。お酒で酔っているのに「シラフだ」と言い張る人に似ていますね。

降圧剤で脳梗塞は６割増える！

では、血圧を下げる目的はなにか。

脳卒中、心筋梗塞などの発症を減らし、いのちを救うためです。

しかし、クスリの副作用で早死にする人もいるはずです。したがって、降圧剤を飲んだほうが、飲まない場合より総死亡数（全体の死亡数）が減ることを証明する必要がある。すべてのクスリの最大の目的は、総死亡数を減らすことですから。

はたして降圧剤で総死亡数は減るのか。日本で実施された臨床試験を見てみましょう。高血圧患者を対象とした比較試験が2件、実施されています。


ひとつは、70〜85歳までの高血圧患者329人をあつめた比較試験です。

上の血圧が150〜180、下の血圧が90〜100の人たちでした。

それを2つのグループに分け、片方には降圧剤を飲ませ、血圧目標値を159／90としました。もうひとつのグループにはプラセボ（＝ニセ薬）を飲ませています。

クスリの服用期間は、平均で2年間。結果はというと、

【脳梗塞】

プラセボ群：　5人
降圧剤群：　8人

と、**降圧剤を飲んだグループのほうが脳梗塞の発症が6割も増えていました。**

なぜ降圧剤で脳梗塞が増えるのか。

血圧が低くなると血のめぐりが悪くなり、血管のなかで血が固まりやすくなる。も

し血が固まると、血管をふさいで血流をせき止め、その先の脳組織が酸素不足、ブドウ糖不足になって死んでしまうのです。

がんの発症が4・5倍にもなる結果に

この比較試験では、がんの発症数でも驚きの結果がでました。つまり、

【がんの発症数】

プラセボ群：　2人

降圧剤群：　9人

と、**降圧剤群のほうが、がんが4・5倍にもなったのです。**

じつはかなり前から「ある種の降圧剤には発がん性があるのではないか」と指摘されていました。それが本当だったということでしょう。

なお総死亡数は、両群ともに1人でした（臨床医薬 2000;16:1363）。

日本で実施された、もうひとつの比較試験も見てみましょう。

65歳以上で血圧140未満は、死亡率29%増

第二の比較試験は、65〜85歳の、上の血圧が160以上の患者たち約4400人が対象です。全員を2200人ずつの2グループに分け、プラセボ群はつくらず、どちらにも降圧剤を飲ませるのですが、降圧目標値を次のように変えました。

【ゆるめ降圧群】上の血圧が160未満、140以上になるように調節
【きつめ降圧群】上の血圧が140未満になるように調節

クスリを2年間飲ませた結果、脳血管疾患や心疾患の発症数に違いはなかったとされました。ところが総死亡数には違いがあります。つまり、

【総死亡数】
ゆるめ降圧群‥　42人
きつめ降圧群‥　54人

と、**血圧をしっかり下げたグループのほうが、死亡数が12人、率にして29%も高くなっていたのです**（Hypertens Res 2008;31:2115）。

この論文には問題があります。

両群あわせて総死亡数が96人なのに、死因が記載されているのは17人（18％）しかいないのです。――このような臨床試験で、8割以上の人たちの死因が不明ということはありえない。

そもそも試験に参加している担当医たちは、自分の患者が死亡した事実を確認して研究本部に連絡し、総死亡数が計算されるのです。――高血圧学会の重鎮からなる研究本部では、すべての死因を把握しているはずです。――死因を論文にのせないのは、不都合な真実を隠そうという意図が見てとれますね。どういう不都合を隠したのでしょうか。

この点、死因が記載された範囲では、脳梗塞がゼロ対2人と「きつめ降圧群」にのみ、脳梗塞で亡くなった人が見られます。――実際には、違いがもっと大きかったのでしょう。

また「がん」や「事故」で死亡した人たちがいることが記載されています（人数は不記載）。

この「事故」とはどういうことでしょうか？

血圧を下げると自立できない人が増える

これは覚えておいてください。**降圧剤を飲んでいると、よくフラフラして倒れて頭を打ち、頭蓋内出血で死ぬことがあります。**高齢者は脳の血管がもろいので、とくにあぶない。

大けがも多く、倒れて大腿骨が折れ、そのまま寝たきりになって衰弱し、半年から1年くらいで亡くなる高齢者もおおぜいいます。

こういったケースが、この比較試験の「事故死」に含まれているのでしょう。

また日本では、入浴中の事故死が多いですね。概算では、毎年2万人前後が風呂場で亡くなっています。直接の死因は、脳梗塞などの発症や、のぼせて意識が遠のいたための溺死などでしょう。そうなるには、降圧剤などクスリの影響がありそうです。

また別の全国調査では、血圧を下げると、自立できない人が増えることがわかっています。「自立できない」というのは、死亡したか、生存していても身の回りのことができない人たちです。

クスリで上の血圧を120未満に下げた人たちでは、自立していない人の割合は7割。これに対し、クスリを飲んでいない人たちでは、自立していない人の割合は2割強でした（「薬のチェックは命のチェック」38号。2010.4.20）。

血圧を下げると数万人単位で死亡数が増加

前述した比較試験では、クスリで上の血圧を140未満に下げた「きつめ降圧群」は、160未満140以上に下げた「ゆるめ降圧群」より、総死亡数が29％も増えていました。

これから推計するのは、ゆるめ降圧と比べきつめ降圧でどのくらい死亡数が増えるか、です。全国で降圧剤を飲んでいる人が、仮に2000万人とします。

比較試験の結果では、ゆるめ降圧群は1年におよそ1％が亡くなっているので、全国では1年間に20万人が亡くなっている計算になります。

他方で、きつめ降圧で血圧を140未満に下げると、死亡数が3割増えていました。

もし全員きつめ降圧にすると、全国では6万人も多く亡くなってしまうことになりま

す。

この点いまの日本では、きつめ降圧によって血圧を140未満に下げられているのは、高血圧患者の3割かそれ以上です。したがって、きつめ降圧によっては、前記6万人の3割として、年間2万人前後が死亡していることになります。

これに、ゆるめ降圧による脳卒中を発症する人や転倒する人、それらによって死亡する人などが加わります。

日本での脳卒中の発症者は年間29万人。脳卒中をはじめて発症した人のうち、脳梗塞が64％を占めています。そのかなりの部分が、降圧剤を原因として発症した可能性が高いわけです。

「高血圧→脳出血」にだまされてはいけない！

なぜ人びとは降圧剤を飲むのでしょうか。

「脳出血がこわい」という思いがありそうですね。

血圧が高いと血管が切れて脳内に出血し、半身不随、寝たきりになる、と医師からさんざん聞かされてきたと思います。

しかしこれは「都市伝説」です。

第二次世界大戦に負けた直後、ことに東北地方では、脳卒中といえば脳出血、という時代がありました。それを医師たちは高血圧のせいにしたのですが、これは因果を逆にとらえています。

というのも脳出血があると、それまで血圧が低かった人でも、からだは、脳の障害部位に血液をとどけようとするため、高血圧になります。それゆえ脳出血した人の血圧を測ると、かならず高い。それで医師たちに「高血圧↓脳出血」との思いこみが生まれた。

そもそも敗戦直後の東北地方は貧しく、生きているうちに医療機関にかかったり、血圧を測ったりする人はほとんどいなかった。――ふだん血圧を測っていないのに、脳出血を起こした人が高血圧だったと、どうしてわかったのでしょうか。

ふだんから血圧を測るようになった現代では、低血圧の人でも脳出血が生じます。したがって脳出血の主原因は、血圧以外にあるはずです。

思い起こせば敗戦直後の日本は荒廃し、食糧不足におちいっていました。人びとは飢えて、やせており、平均寿命は50歳にもとどかなかった。つまり、からだの組織や臓器が弱かった。脳血管も弱く、なにかのときに簡単に切れたのだと思います。

ところが敗戦後の経済復興で、国民の栄養状態が改善するとともに、脳出血はみるみる減少し、今では脳梗塞の半分以下です。これも、脳出血の原因が「低栄養」であることを裏づけます（現代でも、やせている人は要注意）。

こうして医師たちの思いこみから生まれた「都市伝説」を信じこまされ、降圧剤を処方されて「脳梗塞」になる人びとがあわれです。

コラム

副作用と添付文書

ケモブレイン以外にも、降圧剤にはいろいろな副作用があります。

たとえば売上高上位の「ミカルディス」（一般名：テルミサルタン）で生じる重大な副作用には、

- **血管浮腫（顔面、咽頭などがむくみ、呼吸困難が生じることも）**
- **高カリウム血症（不整脈が生じ、心臓がとまることも）**
- **腎機能障害、急性腎不全**
- **ショック、アナフィラキシー（呼吸困難、全身発疹など）**
- **間質性肺炎（発熱、咳、呼吸困難）**
- **横紋筋融解症（全身の筋肉細胞がこわれる）**

などがあります。

降圧剤のケモブレインは主として、血圧が下がることによって生じるのですが、これらの副作用はそれぞれのクスリ独自のもので、降圧剤の種類が違うと、副作用の出方も変わります。

個別のクスリに特有な副作用は「添付文書」にのっています。

添付文書とは、医家向けに出荷されるクスリの箱についてくる解説文書で、内容は、厚労省によって確認・承認されています。

添付文書を閲覧するには、ウェブで「薬名　添付文書」で検索します。薬名には一般名と商品名がありますが、どちらからでも検索できます。

ただし、添付文書にのっていない副作用が生じることも多々あります。厚労省と専門家たちが共謀して、認定する副作用を極力少なくしているからです（132ページ）。添付文書記載のものは最低限だと心得ましょう。

市販薬にも添付文書がついていますが、記載が簡略化されているので、重大な副作用について書いてあることに気づかない人が圧倒的多数のようです。添付文書のなかに「成分名」が書かれているので、それを用いてウェブで検索すると、より詳しい、医家向けの添付文書を読むことができます。

第2章

胃薬でボケやせん妄が起こる

ガスター10でボケやせん妄が起こる

胃痛や胸やけをとめる胃薬でケモブレインになる人がいる、と聞いたら驚かれるでしょうね。ボケや「せん妄」が生じることがあるのです。

胃薬といっても、薬局で買える「胃散」のたぐいではありません。医師が処方する胃薬です。それには大きく分けて、「**H2ブロッカー**」と「**プロトンポンプ阻害剤**」があります。順次、説明しましょう。

「**H2ブロッカー**」というと、「なに、それ?」と聞き返されそうですが、薬局で買える「**ガスター10**」ならおわかりでしょうか。一般名は「**ファモチジン**」です。

H2ブロッカーは「**ファモチジン**」「**シメチジン**」などの、この種のクスリを総称する名称で、「胃酸」の分泌を抑える薬です(制酸剤といいます)。

医療機関で処方された際にわたされる説明書には、通常、「**ガスター**」「**タガメット**」「**ザンタック**」などの「商品名」が書かれているはずです。しかしこの説明書は、副作用の記載が不十分です。

そこで医家向けの「添付文書」を見ると、

【ガスターの重大な副作用】

・ショック、アナフィラキシー（呼吸困難、全身発疹など）
・再生不良性貧血、白血球減少
・中毒性表皮壊死症（全身の皮膚がズルリとむける。死亡率30％）
・肝機能障害、黄疸
・横紋筋融解症（全身の筋肉細胞がこわれる）
・急性腎不全
・間質性肺炎（発熱、咳、呼吸困難）

などと書かれています。**そのなかに「意識障害」や「ケイレン」もあります。**ケモブレインですね。

市販薬には書かれない重大な情報

ただし薬局で売っている「ガスター10」の箱に入っている添付文書には、「意識障害」と「ケイレン」が抜け落ちています。

処方薬と成分は同じなので、副作用も同じはずですが、それらを市販薬の添付文書から削除したことについては、製薬会社と厚労省の意図を感じます。つまり「意識障害、ケイレン」と記載すると、買い手が減るからでしょう。

違いといえば**ガスター**は、「効能・効果」（使用基準）も異なっています。つまり、
・処方薬は、「胃潰瘍、十二指腸潰瘍、逆流性食道炎など」
・市販薬は、「胃痛、もたれ、胸焼け、むかつき」

です。このように市販の**ガスター**は、使うための基準がゆるく、医師による診断も不要なので、人びとは気軽に手にとり服用するはずです。――その分、副作用がより広範に生じていることでしょう。

服薬でいつのまにかせん妄、ボケに！

さて添付文書の「意識障害」には、具体的症状が書かれていませんが、おそらく「せん妄」がその多くを占めるはずです。**H2ブロッカーで「せん妄」が発症することがあることは、以前から知られています**（Ann Intern Med 1991;114:1027）。

せん妄とは、意識がみだれ、時間や場所がわからず、独り言を言ったり、不眠、幻視、不穏、興奮などが生じる状態です。原因となることがらは加齢や脳卒中など、いろいろありますが、種々のクスリで生じることも少なくない。

H2ブロッカーの場合、たいていは服薬開始から数週間で生じ、断薬すると数日で症状が改善するはずです。ただ本人は、せん妄症状が起きても自覚しないため、そのままクスリを飲みつづけるでしょう。また家族も、症状は年のせいかと思い、クスリのせいだと気づきにくいようです。

ボケはどうでしょうか。

H2ブロッカーによって「ボケ」が増えるかどうか、専門家の意見は分かれています。ボケが増えるという研究も、増えないという研究もあるのです（J Am Geriatr Soc 2011;59:251）。

このように意見が対立している場合、「火のないところに煙はたたない」と考えておくのが安全です。ボケが増えるのが真実だとすると、ボケの頻度が2倍程度になるからです。前述のように、H2ブロッカーがせん妄を引き起こすことがあるのは確実なので、ボケが生じうると考えるのが素直でしょう。

H2ブロッカーの服用は短期間にすべき

しかし他面、H2ブロッカーは素晴らしいクスリです。

むかし、胃潰瘍や十二指腸潰瘍が生じると、再発する痛みや出血になやまされる人が多く、内科的治療ではなかなか治らず、胃の切除術がひんぱんに実施されていました。

ところが70年代に、最初のH2ブロッカー「シメチジン」が登場すると、胃切除術は不要になりました。まさに患者たちの救世主です。――**シメチジン**を開発したジェームス・ブラック氏には、1988年にノーベル賞が与えられました。

したがって胃・十二指腸潰瘍が生じた場合、症状を落ち着かせるために**H2ブロッカー**を服用することは合理的です。**しかし重大な副作用があるので、服用期間をなるべく短くすべきです。**

他方で、市販薬の効能・効果にあるような「胃痛、もたれ、胸焼け、むかつき」程度で服用するのは、副作用の観点から、感心できないことになります。

さらに強力で危険な胃薬の誕生

ところが**H2ブロッカー**も、たそがれを迎えました。処方量が激減したのです。理由は、製品特許が切れて、後発品（ジェネリック）が登場したからです。安値攻勢をしかけられ、どんどん薬価が下がりました。

そこで**ガスター**の製造会社は、利益を確保しようと、薬局で売ることをはじめました。――こうなると医師は、**ガスター**を処方しにくくなります。仮に処方すると患者は、「なんだ、ガスターか。それなら次は薬局で買おう」となってしまうわけです。
その一方で、「**プロトンポンプ阻害剤**」が登場していました。

プロトンポンプ阻害剤も、胃酸の分泌を抑える制酸剤です。
H2ブロッカーと比べると、胃酸を抑える力は**プロトンポンプ阻害剤**のほうが強い。
ガスターが薬局で売られはじめたこととあいまって、**プロトンポンプ阻害剤**にくらがえする医師が激増しました。
よく処方されるものの一般名は「**ランソプラゾール**」など。商品名は「**タケプロン**」「**ネキシウム**」「**タケキャブ**」などです。
さてそこで、代表的な「**ネキシウム**」の添付文書を見ると、

【ネキシウムの重大な副作用】
・ショック、アナフィラキシー（呼吸困難、全身発疹など）
・汎血球減少（白血球、赤血球、血小板すべてが減る）
・劇症肝炎、肝機能障害、黄疸、肝不全
・中毒性表皮壊死症（全身の皮膚がズルリとむける。死亡率30％）

・間質性肺炎（発熱、咳、呼吸困難）
・横紋筋融解症（全身の筋肉細胞がこわれる）
・錯乱状態（錯乱、激越、攻撃性、幻覚など）

などとなっています。

このうち最後の錯乱状態は「せん妄」でしょう。ケモブレインですね。

ボケはどうでしょうか。

「ボケない」という専門家の主張を信じるな！

ボケについては、専門家の意見がわかれます。

ボケ（デメンチア）が増えるという研究はいくつもあり、たとえば、**プロトンポンプ阻害剤を常用している人たちは、服用しない人たちに比べ、ボケ率が44％増える、**というドイツでの研究があります（JAMA Neurol 2016;73:410）。

これに対し、ボケは増えないという研究もあります。――このように対立する研究結果や意見をどう解釈したらよいか。

研究の背後に目を向けましょう。

現代のように、製薬会社から研究者らに巨額の資金が流れている時代には、製薬会社がらみの研究は警戒すべきです。ことに「効果があった」とか「副作用がない」という研究結果はうたがわしい。

これに対し、製薬会社がスポンサーになっていても、「有効でなかった」「副作用があった」という報告は、信頼するに足るはずです。

この点、**プロトンポンプ阻害剤**でも、製薬会社と金銭的につながっている研究者が「ボケは増えない」と書いている論文が複数あり、信頼できないように思います（たとえば、J Am Geriatr Soc 2018;66:247）。

したがって、**プロトンポンプ阻害剤**でボケが増えると考えておくのが安全でしょう。添付文書にせん妄が記載されているように、脳へはなんらか作用するわけですし。

圧倒的に死亡率を高めるプロトンポンプ阻害剤

プロトンポンプ阻害剤で心配なのは、死ぬ人が多くなることです。

図1　プロトンポンプ阻害剤と死亡リスク

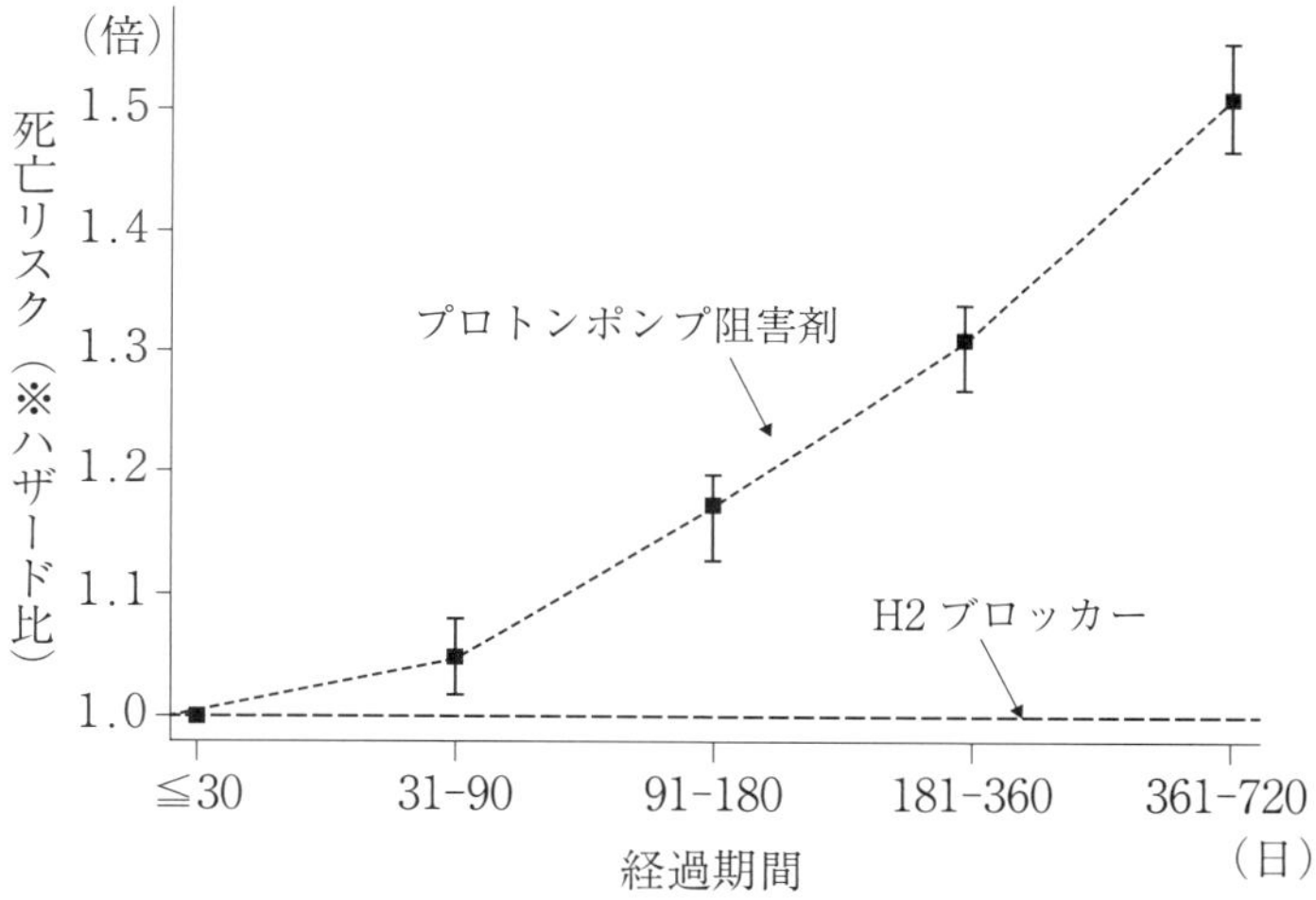

※ H2ブロッカー服用群の死亡リスクを常に「1」とした場合の
プロトンポンプ阻害剤服用群の死亡リスク

出典：BMJ Open 2017;7:e015735

図1は、米国で制酸剤の投与を受けている高齢者35万人の、服用開始後の死亡率を見たグラフです。**H2ブロッカー**群と**プロトンポンプ阻害剤**群とを比べています。

高齢者なので、心筋梗塞、がん、脳卒中などで亡くなる人がでます。それらすべての死亡を総合して、各時点の**H2ブロッカー**群の「総死亡率」を「1・0」としています。

縦軸の数値が、**プロトン**

ポンプ阻害剤群の「総死亡率」で、図に見るように**服用期間が長くなるほど死亡率が上がっていき、服用してから1～2年たつと、死亡率はH2ブロッカー群の1・5倍、つまり50％増しになります。**

医師の濫用処方から身を守れ

プロトンポンプ阻害剤でさらに心配なのは、医師たちによる「濫用処方」です。処方基準が厳しいとされる欧米でも、処方数の3分の2もが、処方基準をみたしていないといわれます。

日本では、それに輪をかけています。

ひとつは、処方期間を6～8週間に制限しなさいと添付文書に記載があるのですが、これが全然守られていない。**ぼくのセカンドオピニオン外来にこられた人のおクスリ手帳を拝見すると、全員が半永久的に処方されています。**

第二には「副作用の予防」と称して処方されることが非常に多い。

アスピリンやロキソニンなどの解熱鎮痛剤では、胃が荒れることが多いのですが、実際に胃痛などを訴えてから、クスリをやめるかどうかを検討すれば十分です。
ところが医師たちは、解熱鎮痛剤を処方するときに同時に、「副作用の予防」だとして、**プロトンポンプ阻害剤**を処方してしまう。アスピリンを「血液サラサラ目的」で使う場合にも処方されます。――これでは**プロトンポンプ阻害剤**による副作用や死亡ケースが激増し、結果、アスピリンやロキソニンなど「主剤」による副作用死を「副作用予防薬」による死亡数が上回ることになる。これが日本の医療の現実なのです。
医師から**プロトンポンプ阻害剤**を処方されたら、「**H2ブロッカー**にしてください」と申し出るか、薬局で買い求めればよいでしょう。なにしろノーベル賞のきっかけとなったクスリです。
プロトンポンプ阻害剤の、添付文書に書かれていない副作用については、次ページのコラムで解説します。

コラム

意外な副作用

プロトンポンプ阻害剤の添付文書にはのっていないけれども、増加するとされている副作用を列挙します。

【重度の下痢】

抗菌薬を飲むと、下痢気味になる人が多いですね。腸内の多数を占める、有益な細菌が殺されて、それまでごく少数派だった有害な細菌が増殖するからです。

なかでも世界中で問題になっているのが、「クロストリジウム菌」による感染症。大腸にクロストリジウム菌がはびこり、ひどい下痢が生じ、死亡する人も多い。米国では2011年に、45万人がクロストリジウム感染症にかかり、2万9000人が亡くなっています。

抗菌薬を使用し、かつ、プロトンポンプ阻害剤を服用している人は、クロストリジウム感染症

が倍増します。ある研究では、抗菌薬だけのグループでは、クロストリジウム感染症の発症頻度が4・4%。抗菌薬にくわえプロトンポンプ阻害剤を服用したグループでは、9・3%になっています（CMAJ 2004;171:33）。

【肺炎】

米国ボストンの病院に入院した6万人以上の患者を調査した結果、制酸剤を投与されなかった患者の院内での肺炎発症率は2・0%だったのに対し、投与された患者では4・9%でした。制酸剤のうち、**H2ブロッカーでは肺炎は増えず、プロトンポンプ阻害剤で増えていました**（JAMA 2009;301:2120）。

胃酸が抑制されると、口から胃のなかに入った細菌や、腸から胃に逆流した細菌が殺されずにすみ、胃内で増殖できることが肺炎増加の原因ではないか、といわれています。

【骨折】

もともと高齢者は、ころんだときに大腿骨の頸部（骨盤に近いところ）を骨折しやすく、かつてはそのまま寝たきりになり、衰弱して数か月〜1年で亡くなるのが普通でした。

最近は、骨折部をそっくり金属製の人工骨頭と取り換える手術が行われるようになっています。しかしそれでも、術後の死亡率は、骨折しなかった人たちの5〜8倍になります（Nat Rev

Rheumatol 2010;6:557）。

このように**命とりになる頸部骨折が、プロトンポンプ阻害剤で増加するのです。**長期に使うほど、骨折率が高くなります（BMJ 2012;344:e372）。背骨や手首の骨折も増加するようです。骨のカルシウムの代謝が妨げられ、骨がもろくなることが原因だと考えられています。

ピロリ除菌で死亡率が上昇する

日本では「ピロリ除菌」が盛んです。

胃にすみつく「ピロリ菌」が胃がんの原因になる。それを除菌して胃がんを予防しよう、というのです。

除菌には、抗菌薬を2種類とプロトンポンプ阻害剤を、それぞれ1週間、服用します。

しかし医療においては、「予防」がブームになるときには、降圧剤やコレステロール低下薬のように、たいてい医師たちによる情報操作や隠ぺいがあります。ピロリ除菌の場合にはどうでしょうか。

現在、学問の世界で知られていることを整理すると、ピロリ除菌によって、早期胃がんの発見数が減ります。

しかし、除菌しない場合に発見される胃がんは早期がん。除菌後に出現する胃がんも早期がん(Lancet 2008;372:392)。

早期胃がんは放っておいても進行がんにはならない、いわば「オデキ」です。オデキを減らしても意味はなく、クスリの副作用のほうが心配になります。

胃がんを食道がんと誤診することもあるので、両者を合算して比べることが必要です。——中国の研究では、胃がんと食道がんによる死亡数の合計は、除菌しても減らなかった(J Natl Cancer Inst 2012;104:488)。

そして肝腎なことに、**比較試験の結果、ピロリ除菌グループで「総死亡数」が増えてしまいました。**

中国での試験では、非除菌群の総死亡数が142人に対し、除菌群の総死亡数は157人(前掲J Natl Cancer Inst)。

韓国の試験では、それぞれ6人対11人と、除菌群で総死亡数が増えています(N Engl J Med 2018;378:1085)。

後者の研究は、論文の本文に総死亡数が書かれておらず、ウェブ上の付随データにひっそり死亡数が書いてありました。これを発見して読むには、①疑問をいだいて、②ウェブ上のデータを点検することが必要です。

しかし専門家には、一般に、自分に都合の悪い疑問をいだきたくない気持ちが生じるものです。そういう気持ちを乗りこえて調べをすすめ、総死亡数が変わらなかったことを知ったのは、専門家でもごく少数でしょう。――論文読者たる医師や研究者たちにも隠しておきたい事実のようです。

総死亡数が増えたことについては、前述した肺炎やクロストリジウム感染症など、プロトンポンプ阻害剤の副作用の影響も大きいのでしょう。ピロリ除菌の危険性や不要性については、拙著『健康診断は受けてはいけない』（文春新書）が参考になるはずです。

第3章

ただのカゼ薬でボケてもいいのか

なにげなく使われているクスリが危ない！

市販薬でケモブレインの可能性があるものというと、前章で紹介した制酸剤の**ガスター10**のほか、

- **総合カゼ薬**
- **睡眠改善薬**
- **胃腸薬**
- **アレルギー性鼻炎薬**

などがあります。

「抗コリン作用」をもつ成分が入っている場合、長く使うと、ボケてしまう可能性があるのです。

医療機関で処方されるもの（処方箋医薬品）で抗コリン作用があるものは後述します。「**抗コリン作用**」から説明しましょう。

ヨーロッパなどに自生するナス科の「ベラドンナ」は、イタリア語の「美しい（ベッラ）」「婦人（ドンナ）」が語源です。ベラドンナから抽出した目薬をさすと、瞳孔が開いてパッチリした目になり、魅力的にみえるのだとか。このとき瞳孔を開くのが「抗コリン作用」です。

ベラドンナはいろいろな神経にはたらきかけて「抗コリン作用」を発揮するので、古くから、痛み、炎症、胃潰瘍などで薬草として用いられてきました。多量だと致命的となり、ローマ帝国では初代皇帝アウグストスの夫人などが殺人に用いたといわれています。

ベラドンナから精製された「抗コリン薬」としては「**アトロピン**」が有名です。胃痛の軽減、心拍数の増大、唾液の分泌抑制などの作用があります。またアトロピンは、宗教団体オウム真理教による地下鉄サリン事件のとき、サリン中毒の解毒にも使われました。

抗コリン作用をもつ物質は、作用の強さから3段階に分類されます。クラス1が一番弱く、クラス2がその次で、クラス3が最強です。本章は、クラス2～3の成分について検討していきます。

抗コリン薬でボケることがわかった！

抗コリン作用とボケとの関係が判明したのは、わりあい最近のことです。医師が処方するものもふくめ、抗コリン作用の強いクスリを長期に服用するほど、認知機能が低下する人が多くなります。

たとえば**抗うつ剤、抗パーキンソン病薬、過活動性膀胱薬など、抗コリン作用が強いクスリでは、3年以上飲みつづけた人は、ボケる可能性が5割も上昇したとされています**（JAMA Intern Med 2015;175:401）。

ほかにも2年間の服用で認知機能の低下が見られ、死亡率が68％上昇したなど、同様の研究結果が増えつつあります（J Am Geriatr Soc 2011;59:1477, BMJ 2018;361:k1315）。

なぜ抗コリン作用は脳に影響するのでしょうか。

脳は100億以上の「神経細胞」からなり、各神経細胞はウニのように、長い突起を何本もだしています。その突起が別の細胞に接して複雑なネットワークをつくっており、そのなかを電気信号が縦横にかけめぐって、脳は機能をはたします。その電気信号をつたえるのが「神経伝達物質」です。

つまり、神経細胞の突起の先端から伝達物質がだされると、突起が接している、別の神経細胞がそれを受けいれ、電気信号に変換するのです。きわめて短い時間に電気信号が伝わっていくので、目で見た光景が即時にイメージとして浮かんだり、聞かれたことに即答することもできるわけです。

脳内で電気信号を伝える物質にはいろいろなものがあります。そのひとつが「アセチルコリン」です。抗コリン作用がある物質は、アセチルコリンのはたらきをじゃまして、電気信号が伝わるのを防ぎます。すると多くの場合、神経細胞の活動が落ちるので、たとえば「眠気」がでます。

抗コリン作用がある睡眠改善薬

この眠気を利用したのが、市販薬の「睡眠改善薬」（催眠鎮静剤）です。それには、

【抗コリン作用がある睡眠改善薬】

・リポスミン　（ジフェンヒドラミン）

・ドリエル　（ジフェンヒドラミン）

・ウット　（ジフェンヒドラミン）

・ネオデイ　（ジフェンヒドラミン）

・ノイロンムーンS　（ジフェンヒドラミン）

などがあります。睡眠改善薬は多種あるので、ウェブの「売れ筋ランキング」上位のものを挙げています。括弧内は、抗コリン作用がある成分名で、**ジフェンヒドラミン**は「第一世代の抗ヒスタミン剤」とも呼ばれます。

アレルギー性鼻炎薬でも使われている

抗コリン作用がある市販薬は、アレルギー性鼻炎薬にも多く見られます。すなわち、

【抗コリン作用があるアレルギー性鼻炎薬】

・ナザール・スプレー　（クロルフェニラミン）

・鼻炎薬A・クニヒロ（クロルフェニラミン、ベラドンナ総アルカロイド）
・アネトンアルメディ鼻炎薬（クロルフェニラミン）
・パブロン鼻炎カプセル（カルビノキサミン、ベラドンナ総アルカロイド）
・ストナリニS（クロルフェニラミン）

などです。

クロルフェニラミンには、抗コリン作用による眠気、目のかすみ、異常なまぶしさなどの副作用があります。それで添付文書には「服用後、乗り物の運転操作をしないでください」などと書かれています。

鼻炎薬や睡眠改善薬は、服用が長期になりがちなので、ボケも生じやすくなるはずで、服用されている方は注意してください。

誰もが知っているカゼ薬・胃腸薬にも入っている！

抗コリン作用がある成分が入っていることが多い市販薬には、ほかに総合カゼ薬と胃腸薬があります。総合カゼ薬は、

・パブロンゴールドＡ錠　（クロルフェニラミン）
・ルルアタックＥＸ錠　（クレマスチン）
・ベンザブロックＬ錠　（クロルフェニラミン）
・新コンタックかぜ総合　（クロルフェニラミン）
・パイロンＰＬ顆粒　（プロメタジン）

などです。また胃腸薬で、前述したベラドンナ類似の成分である「ロートエキス」が入っているものに、「キャベジンコーワα」「パンシロン01プラス」「第一三共胃腸薬」などがあります。

抗コリン作用のあるクスリかどうか確認を

医師が処方するクスリで、抗コリン作用を有するものには、

・抗ケイレン剤
・抗うつ剤
・抗ヒスタミン薬

・過活動性膀胱薬
・抗パーキンソン病薬
・向精神薬
・胃腸薬
・筋弛緩剤

などがあります。高齢者では、これらのクスリを服用する機会が多いはずです。

自分が飲んでいるクスリに抗コリン作用があるかどうかは、ウェブで添付文書を閲覧するとよいでしょう（37ページ参照）。「薬名　添付文書」で検索します。強い抗コリン作用がある場合には、「抗コリン作用がある」と、添付文書のどこかに書かれていることがほとんどです。

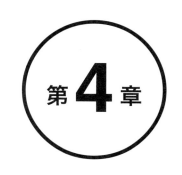

第4章

血糖降下剤がボケ、脳死を引き起こす

低血糖状態をつくりだすクスリは危険

糖尿病と診断されて、血糖を下げるクスリ（血糖降下剤）を使っている方もおおぜいおられます。

血糖降下剤としては、注射薬の「インスリン」が有名ですが、服用するクスリ（経口薬）には、「**メトグルコ**」「**アマリール**」「**ジャヌビア**」「**グラクティブ**」「**アクトス**」「**スーグラ**」「**フォーシガ**」などさまざまなものがあります。

でもご用心。血糖降下剤を使うと、ボケたり、脳死したりする可能性があります。低血糖状態になるからです。

脳がうまくはたらくためには、大量の酸素とブドウ糖（血糖）が必要です。なのにクスリで血中のブドウ糖を減らし過ぎると、いろいろな症状がでます。具体的には、

・**発汗**

・気分不快
・ふるえ
・頻脈
・動悸（心臓がどきどきする）
・吐き気
・集中力の低下
・目がかすむ
・ケイレン
・意識障害（こん睡）

などなどです。最悪の場合、死にいたります。

こういう症状があらわれる現象は「低血糖」「低血糖発作」などと呼ばれますが、ここでは「低血糖発作」で統一します。

死亡も引き起こす低血糖発作

これらの症状のうち、後半に並べた集中力の低下や意識障害などは、低血糖によって脳の機能が落ちるために生じます。

一方、前半の発汗、ふるえ、動悸などは、しくみが別です。

からだが低血糖状態になると、全身の調節システムは、血糖値を上げるためにアドレナリンなどのホルモンを分泌させる。その結果、発汗や動悸などが起きるので、これらはいわば「アドレナリン症状」です。

発作というくらいですから、さまざまな低血糖症状は、それまでなんともなかった人に突然起こります。その程度は、体調や体質のほか、直前に食べたものの内容や量、クスリの種類や強さ、食事とクスリとの間隔など、いろいろな条件に左右されます。

アドレナリン症状だけですむ場合も多い。血糖を上昇させるホルモンがちゃんとはたらいてくれれば、低血糖症状は自然におさまり、脳機能の異常も起きないはずです。

しかし、アドレナリン症状だけではおさまらず、意識を失うところまでいく場合もある。だから発汗や動悸などに気づいたときには、すぐブドウ糖を補給する必要があります。

こわいのはアドレナリン症状の前ぶれがなく、いきなり意識を失うケースです。死にいたる可能性が高いのです。ただ、その場に居合わせた人は驚いて、すぐ救急車を呼ぶはずです。

でも、ひとり暮らしでいきなり意識を失ったら？　また家族がいても、ひとりで寝ていたとしたら？　――朝、家族が起きてきたら本人は死んで冷たくなっていた、というケースがよくあります。

ここからは、重い低血糖発作が起きて、救急車が間に合ったときにどうなるか、です。

低血糖発作から植物状態になる場合も

低血糖発作で救急車が呼ばれた場合、もちろん命びろいすることはあります。たとえば繁華街で突然たおれ、見知らぬ人が救急車を呼んでくれて助かり、もとの日常生活に復帰できた、というような幸運なケースです。

しかし、脳が回復不能なダメージを受け「脳死状態」になるケースも少なくない。するとと人工呼吸器を取りつけられ、家族の意思とは無関係に生かされつづけることになります。

脳死の手前の「植物状態」で生きつづけるケースもある。この場合、人工呼吸器は不要ですが、目はうつろ、口は半開きでヨダレが流れっ放し、周囲とのやりとりはできず、手足は曲がって固まって、という状態で何年も……からだが丈夫だと10年以上も、生かされつづけることになります。

低血糖発作が重なると、確実にボケやすくなる

ボケてしまうことも少なくない。

救急車を呼ぶほどの低血糖発作が起きた場合、日常生活に復帰できても、発作が起きなかった人たちより2倍程度ボケ（デメンチア）が生じやすいとされています（JAMA Intern Med 2013;173:1300）。

低血糖発作の回数が増えるほど、あとでボケてくる確率も高くなります（JAMA

2009;301:1565)。

なぜボケるのか。

生きている人の頭をひらくわけにはいかないので推測になりますが、脳がブドウ糖不足になったとき、脳細胞が死滅するのでしょう。重い低血糖発作や、たびたび発作が起きた場合は、死滅する細胞も多くなると考えられます。

さらに血糖降下剤による低血糖発作は、すでにボケている人のほうが、そうでない人より起きやすい。さっきクスリを飲んだことを忘れて、また飲んだりするからでしょう。

いったい、これほどのリスクをおかしても血糖を下げる意義があるのか。血糖降下剤にどういうメリットがあるのか、考えてみましょう。

本当に治療すべき糖尿病とは

糖尿病には、「本格的な糖尿病」と、そうでないものとがあります。

本格的な糖尿病では、①多尿、②口渇、③多飲という症状が見られます。

まず、血糖値がすごく高くなると腎臓で、ブドウ糖が尿中に排泄されます。――高くなったブドウ糖濃度をうすめるため、血液の水分が尿のほうに移行し、尿量が増えます（①多尿）。

すると、からだは水分不足になって、喉がかわく（②口渇）。そのため、また水をたくさん飲む（③多飲）。この悪循環にはまるのです。

ブドウ糖がたくさん入った尿がでるため、この病気はギリシャ語で「甘い尿がたくさんでる病気」と名づけられました。――むかしは、医師は尿をなめて診断していたわけです。まあ尿は、泥水よりずっと清潔ですけどね……。

こうした悪循環がつづくと意識が混濁してきて、いのちの危険が生じることがあります。

そこまでいかなくても、大事な栄養分であり、からだの一部でもある糖分が流出するため、体重もどんどん減って、激やせします。からだの抵抗力が落ち、感染症にもかかりやすくなる。また、手足が腐ったり（壊死）、目が見えにくくなるなどの合併症もよく生じます。したがって、**本格的な糖尿病は治療すべきです。**

本格的な糖尿病はその原因から、2つのタイプに分かれます。

ひとつは、すい臓から「インスリン」というホルモンがまったく分泌されなくなった「1型糖尿病」です。免疫細胞がすい臓に攻撃をしかける「自己免疫反応」が原因といわれます。

人間には、ブドウ糖に関係するいくつものホルモンがありますが、血糖値を下げるのは「インスリン」しかない。そのためインスリンが分泌されなくなると、血糖値が高止まりして、前述のような症状につながるわけです。——1型糖尿病ではインスリンの定期注射が必要です。

本格的な糖尿病のもうひとつは「2型糖尿病の一部」です。

長年にわたり、食事や間食で糖分をとりすぎたため、すい臓からのインスリン分泌が減り、あるいはインスリンの作用が落ちて、高血糖になったケースです。要するにインスリンが不十分であるわけです。

単純高血糖は治療するほど早死にする！

ただし2型糖尿病は、大きくふたつに分かれます。

ひとつは、前述したような典型的な症状がでる2型糖尿病で、これは治療が必要です。

でも、日本で2型糖尿病と診断されているケースのほとんどは、自覚症状がなく、検査で異常を指摘された「高血糖状態」です。**いわば「単純高血糖」ですが、これを「2型糖尿病」呼ばわりしてクスリを処方する必要性は、きわめて疑わしいのです。**

というのも、単純高血糖をふくむ2型糖尿病をクスリで治療すると寿命がのびる、という証拠がないからです。**逆に、厳格に治療して「理想的な血糖値」をめざすと死亡率が上がることが、たびたび示されています**（たとえば N Engl J Med 2008;358:2545）。

2型糖尿病をインスリンか、経口薬のどれかで治療した患者を調査したイギリスの

図2　ヘモグロビンA1c値と死亡率（インスリン治療の場合）

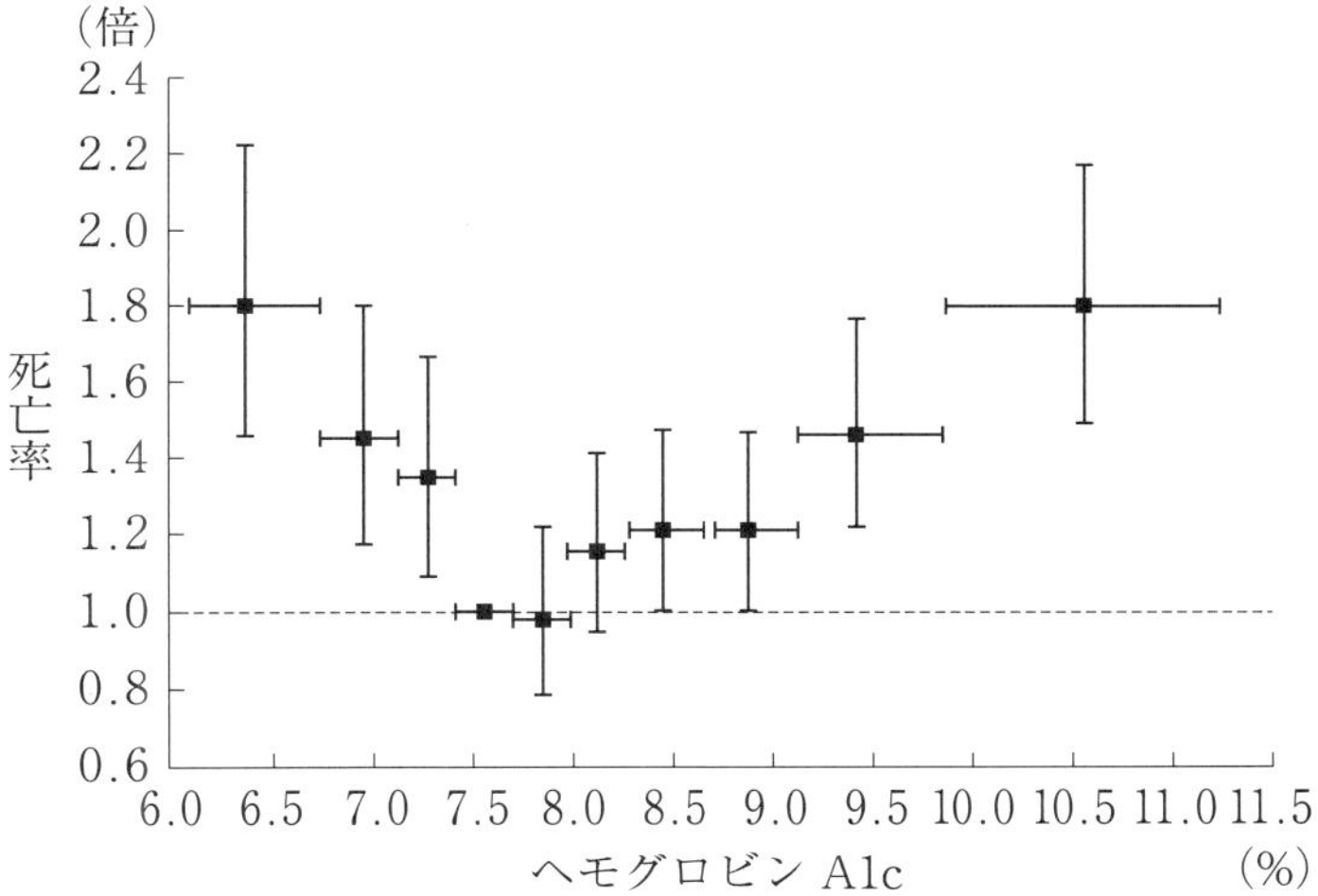

出典：Lancet 2010; 375: 481

研究があります。より危険性の高いインスリン注射グループの成績を見てみましょう。

図2は、治療中の血糖値と、死亡率のグラフです。「ヘモグロビン・エーワンシー（A1c）」は治療期間中の平均血糖値です。ここでは、A1c7・5の人たちの死亡率を「1・0」としています。「1・8」なら死亡率が80%増しということです。

ご覧のとおり、死亡率が最も低いのはA1c7・5〜8・0グループですが、これは医師からは「血糖値の下げ方が足りない」と、インスリンを増量されるレベルです。

逆にA1c6・5未満に下がると「理想的」とほめられますが、皮肉にも死亡率は最も高い。低血糖発作で倒れて亡くなった人が、ほとんどでしょう。

なお、この研究では「飲み薬」で治療した人たちもA1c7・5〜8・5グループが最も長生きで、**6・5未満の優等生たちは30％多く亡くなっています。**

日本で「2型糖尿病」と診断され、インスリンや経口薬で血糖値を無理に下げさせられている人は何百万人もいます。そういう方がたは、脳細胞のはたらきが悪くなって、早死にするリスクが高くなっているわけです。

コラム

そのクスリは治療のためなのか？

1章、本章、および5章で見るように、生活習慣病といわれる高コレステロール血症、高血圧、糖尿病のどれも、クスリを飲んで検査値を下げると早死にしかねないのが実際のところです。それなのに人びとは、疑いをいだかず、クスリを飲んでいます。――そのクスリが「治療」のためだ、と思いこんでいることも大きいのでしょう。しかし、「検査高値を治療する」というのは、いったいどういうことなのか。

生活習慣病でクスリを飲むことの意味は、治療ではなく「予防」です。

血糖降下剤を例にとると、血糖値が高いと将来、心筋梗塞や脳卒中などを発症して死亡する可能性が高い。だからクスリを飲んで、死ぬことを防ごう、というのが本来の目的です。つまり血糖降下剤は「治療薬」ではなく「予防薬」です。

降圧剤やコレステロール低下薬も、最終的な目標は総死亡数を減らすことなので、予防薬です。

しかし本書でお示しするように、**これら生活習慣病のクスリはどれも、服用しても総死亡数が減らないか増えてしまいます。――予防にはならないのです。**

でも医師や製薬会社にとっては、患者がクスリを飲んでくれれば「よぼう」目的は達成されます。なにしろ彼らがめざすのは「患者を呼ぼう」ですから。

誤解がないよう付言すると、体重がどんどん減っていくような本格的な糖尿病は、本章で見たように、治療が必要です。

また嘔吐など重い症状がでて、上の血圧が250を超えるような「高血圧緊急症」も、血圧を至急下げる必要があります。この場合も心筋梗塞や脳卒中を予防するのが目的ですが、それらが発症する事態が切迫しているので、この場合には「治療」と考えて降圧剤を服用したほうがよいでしょう。

第5章

コレステロール低下薬の
こわい副作用

コレステロール低下薬には危険性しかない

健康診断で検査を受けると気になる「血中コレステロール値」。

読者のなかにも、健診後に医師に「悪玉コレステロールの値が高い」「このままでは危険」「クスリを飲みなさい」と言われた方が多数おられるはずです。

なにしろ日本には、高コレステロール血症の治療薬（コレステロール低下薬）の服用者が１３７０万人もいるのです（製薬会社サノフィ 2016）。

しかし結論を先に言うと、コレステロール低下薬にメリットはありません。その半面、ボケや早死になどの危険があります。

血中コレステロール値を下げるクスリは現在、「**スタチン剤**」がメインです。スタチン剤は、分子の並びを少し変えると別のクスリとして承認されるので、何種類ものスタチン剤が販売されています。

日本の医師たちへのアンケート調査では、処方頻度が高い順に、

・**ロスバスタチン**（商品名：**クレストール**）　37％
・**アトルバスタチン**（商品名：**リピトール**ほか）　31％
・**プラバスタチン**（商品名：**メバロチン**ほか）　14％

となっています（日経メディカル2016.6.30）。

3位の**プラバスタチン**は真っ先に登場したスタチン剤で、「先発品」の**メバロチン**は1999年の売り上げが1850億円！

ところが**プラバスタチン**の特許が切れると、多数の製薬会社が、別々の商品名で販売しはじめました。「後発品」とか「ジェネリック」といわれるものです。**プラバスタチン**の場合、その数、なんと30社！

「スタチン剤に副作用はない」はウソ

スタチン剤は、コレステロール値を下げる力が強いわりには副作用が少ない、と医師のあいだで評判になり、それが処方を増やした一因です。

しかし、副作用がないわけではない。

そもそもコレステロールは、男性ホルモン、女性ホルモンなどのホルモンや、胆汁、ビタミンなどの原料になっており、正常組織の細胞膜をかたちづくる成分です。

スタチン剤で血中コレステロール値を下げるということは、諸臓器において、細胞膜の形成などを妨げるということ。とすれば、副作用がでないはずがないのです。

現に、クスリの説明文書には、

【スタチン剤の重大な副作用】

・横紋筋融解症（筋肉痛や脱力感。重症だと腎不全）
・肝機能障害（ときに肝不全）
・間質性肺炎（発熱、咳、呼吸困難）
・末梢神経障害（四肢の感覚障害や疼痛など）

と書かれています。

問題は、これらの症状がでても、患者さんたちは「自分に原因がある」と思いこみ、副作用だと疑わないことです。例をあげましょう。

コレステロール低下薬にからだを破壊された福田さん

営業マンとしてはたらいていた福田さんは、33歳のとき健診でコレステロールおよび中性脂肪の高値を指摘され、健康のために、**メバロチン**ともう一種のコレステロール低下薬を飲むことにしました。

その3か月後に突然、お尻が痛くて筋肉に力が入らなくなった。そしてそれから3か月後（最初から6か月）、顔のむくみ、喉の渇き、併用1年後には、胃痛、脱毛、尿がでにくくなる、全身の筋肉が柔らかくなるなど、ありとあらゆる症状がでたといいます。

でも福田さんは、副作用とは疑わず、クスリを飲みつづけました。――「おかしい」と思い、クスリをやめたのは2年後ですが、時すでに遅し。症状が改善することはありませんでした。

副作用がでたら国が補償する制度があるので、福田さんは補償を求めました。しかし国は、副作用と認めず、裁判になりました。――東京地裁判決では、筋萎縮および筋力低下（脱力）、感覚障害（四肢のしびれ）、排尿障害（尿閉）などが副作用と認められました（裁判に至る経緯は、福田実著『私は薬に殺される』（幻冬舎）に詳しい）。読者は不思議に思われるかもしれません。福田さんの主治医はなにをしていたのか、と。

その疑問はもっともですが、これが日本の現実です。患者に新たな症状や検査値の異常がでた場合に、クスリをやめるように指導する医師はごく少ない。それどころか、患者がなにか訴えたら、別のクスリが処方されるのがオチでしょう。そうなる理由としては、

・副作用に関する医師の知識が不十分ないし欠如している
・そのため、クスリとは無関係な、別の病気や症状が出たと思いこむ
・副作用だと指摘したら、自分の処方に落ち度があったと認めることになる
・クスリをやめるよう指導したら、医師と患者をつなぐものはなくなり、患者が通ってこなくなる

などが考えられます。

副作用を常に疑うクセを身につけよう

だから患者さんとしては、クスリの服用後に新たな症状がでたら副作用を疑うクセをつけましょう。

健康な人がクスリを飲みだして数日から数か月以内に生じる症状や検査値の異常は、すべて副作用と思って、まず間違いありません。クスリによっては、飲みはじめてから数年後に副作用が生じることもあります。

典型は腎機能の低下です。降圧剤など腎機能を低下させるクスリがたくさんあります。ふつうは、腎機能は徐々に低下していくので、腎不全になるのに数年かかります。しかし検査値が悪化していく場合、患者本人は、悪化するのは自分のからだのせいだと思いこみ、ますますクスリに頼るのが普通です。

話をケモブレインに戻しましょう。

スタチン剤をやめた9割の人の記憶機能が改善!

スタチン剤と認知機能の関係については、「比較試験」で調べられてきました。おおぜいの人たちを2群に分けて、片方にスタチン剤を、他方にプラセボ(=ニセ薬)を飲ませる試験です。その結果、スタチン剤による認知機能の低下は認められなかったとされてきました。

しかし、反対の結果を報じる「比較試験」もあります。

2つの、別々に行われた比較試験で、プラセボ群に比べスタチン群では、認知機能テストの成績がわるかったという結果がえられたのです(Am J Med 2000;108:538, 同 2004;117:823)。

ほかの研究でも、認知機能の低下が示されました。

スタチン剤によって「記憶障害」が生じたと思われる171人をあつめた研究です。ボケ症状がでたタイミングはまちまちで、スタチン剤を飲みはじめてからボケ症状が生じるまでに1日〜10年という幅がありました。ただしその半数は、5か月以内にボケ症状があらわれています。

さてそれら171人のうち、143人がスタチン剤をやめてみました。すると128人(90%)において、記憶機能の改善が見られたのです。うち55人は「完全回復」。また「デメンチア」（重いボケ）もしくは「アルツハイマー病」と診断されていたのに、認知機能が回復した人たちもいます（Pharmacotherapy 2009;29:800）。

このように見てくると、スタチン剤に認知機能の低下リスクがあることは確実です。ケモブレインですね。

米国の医薬品行政をつかさどる「アメリカ食品医薬品局」（ＦＤＡ）も２０１２年に、添付文書に重要な変更を加えました。「記憶障害や意識混濁が生じたケースが報告されている」という警告を追加記載したのです。

スタチン剤で神経の伝達に支障が

スタチン剤で認知機能が低下する理由はなにか。

正確な「機序」ないし「しくみ」はわかっていません。

ただコレステロールは、神経細胞の膜をつくる重要成分なので、スタチン剤によってコレステロール合成がさまたげられると、細胞膜がとけるなどして神経信号の伝達に支障がでるのでしょう。添付文書にある「末梢神経障害」が生じるのと同じしくみによると思われます。なお「横紋筋融解症」では筋肉細胞がとけています。

試験結果の良さには裏がある

ところで、なぜ同じような比較試験をして、正反対の結果や結論がでるのでしょうか。

人を被験者とする比較試験は、複数回行うと結果がばらつくことがよくあります。しかし、それも程度問題です。結果が正反対になるのは、試験の実施過程のどこかに問題ないし欠陥があることを示唆します。

この点、スタチン剤で認知機能が悪化しないとする比較試験は、ほぼすべてが、製薬会社が計画し、医師たちに資金を提供して実施されたものです。つまり製薬会社や医師には、よい結果がでてほしいという願望がある。そのため、しばしばズルをします。

これに対し、スタチン剤で認知機能が低下したという比較試験は、製薬会社からの研究資金の提供を受けていません。

どちらの結果が信頼できるか、言わずもがなでしょう。この問題は148ページのコラムでも検討します。

さて、スタチン剤の治療効果はどうなのか。治療効果が高ければ、副作用を覚悟しつつ飲んでみる、という選択もありえるでしょう。

健康人に高コレステロール血症が見つかったとき、スタチン剤が処方されるのは、以下のような理由からです。すなわち、

・血液中のコレステロールには「善玉」と「悪玉」がある
・悪玉コレステロール値が高いと、死亡率が上がる
・スタチン剤によって死亡率が下がる

というものです。本当でしょうか。

「悪玉」コレステロールは本当に「悪」か？

まず指摘したいのは、「善玉」も「悪玉」も、どちらも同じコレステロールだということです。血液中でコレステロールが「結合するタンパク質」の違いで、善玉と悪玉に分けているのですが、後述するような研究結果からは、分ける意味はありません。それをわざわざ分けるのは、「悪いコレステロールが存在していてほしい」「そうすれば治療ができる」という医師たちの願望がなせる技でしょう。

ともあれここでは、仮に「悪玉」なるものが存在すると前提して、データを検討していきます。その際には「総死亡数」が大事です。

人が死ぬ原因には、がん、心疾患、脳卒中、事故、自殺などいろいろありますが、どういう原因で亡くなっても、人ひとりが死亡したとして計算するのが「総死亡数」です。

「悪玉」値と総死亡数との関係については、世界中から6万8000人分のデータをあつめて解析した研究があります。

結果、「悪玉」値が低いほど総死亡数が多く、「悪玉」値が高いほど総死亡数が少ないことがわかりました。「悪玉」値が一番高いグループは、一番低いグループに比べて、総死亡数が約半分になっています（BMJ Open 2016;6:e010401）。

悪玉コレステロール値が低いと死亡率が上がるのは、がん、脳卒中、肺炎、自殺などが増えるからです。

これは、今までいわれていたこと（悪玉コレステロール値が高いと死亡しやすい）と逆ですね。――それなのに皆さんがスタチン剤を服用したら、死亡率が上がってしまうのではないでしょうか。

総コレステロール値が下がると死亡率は上がる！

参考になる研究が、日本にあります。「悪玉」ではなく、「総」コレステロール値を指標としたものですが、「悪玉」も総コレステロールの一部なので、研究結果が参考になります。

さてその研究では、総コレステロールの値が「220」以上で「高コレステロール血症」と診断された男女4万7000人にスタチン剤を飲ませました。

結果、「総死亡率」がもっとも低かったのは、「服薬中」の総コレステロール値が200~259の範囲にある人たちでした。そして、それより総コレステロール値が低くなるほど、総死亡率は高くなり、160未満では2・76倍になっています（Circ J 2002;66:1087）。

この研究は全員がスタチン剤を飲んでいるので、スタチン剤自体による影響は、すべての人に公平に生じているはずです。したがってこの研究結果からは、**日本人に多い、平常の総コレステロール値が200~259程度の人たちは、スタチン剤を飲むと総死亡率が高くなることになります。**

コレステロール値を下げるとがんが増える

病気の場合ですが、コレステロール値を下げると、がんが増えたという研究もあります。

動脈硬化と関係が深い「大動脈弁の狭窄症」の患者約1900人を2群に分けて、

片方にプラセボ、他方にスタチン剤（プラスもう一種のクスリ）を飲ませたら、

【がんの発生数】

プラセボ群：　70人

スタチン群：　１０５人

と、**コレステロール値を下げたグループで、がんの発生率が50％増しになりました。**

総死亡数も、１００人対１０５人と、スタチン群で減らないというより、少し増えています（N Engl J Med 2008;359:1343）。

以上見てきたように、**これまでの一般常識である「コレステロールには善玉と悪玉がある」「悪玉が多いと死亡率が高い」「スタチン剤によって死亡率が下がる」は、研究をふまえるとことごとくウソでした。**真実は、真逆なのです。

なぜ虚偽情報が流通するのか。——それによって利益を受ける人たちがいて、情報操作に専念しているからです。

米国の医学誌もスタチン剤を否定！

このような種々の研究結果を総合して、米国の高名な内科学雑誌の編集長をつとめるリタ・レッドバーグ医師らは、権威ある「米国内科医連合会雑誌」に、「健康な人はスタチン剤を飲むべきではない」というタイトル（！）の論文を発表しました。理由は、

・11の比較試験が計6万5000人の被験者（健康人）で、プラセボとスタチン剤を比べているが、スタチン剤で死亡数は減らなかった

・スタチン剤は、筋肉障害、認知障害、糖尿病、深刻な肝障害、急性腎不全、白内障などが生じる危険性が高い

とし、

「健康な人は総コレステロール値が250あっても、スタチン剤を飲むべきではない」と宣言したのです（JAMA 2012;307:1491）。

つまり内科医たちに「スタチン剤を処方すべきではない」と言っているわけです。

この論文は医師会の機関誌に掲載されたので、米国の内科医たちは全員が目にする機会がありました。

では内科医たちは、健康人へのスタチン剤処方をやめたのか。

いえいえ、倫理意識が高いはずの米国の内科医たちは、スタチン剤を処方しつづけています。日本の医師たちは言わずもがなです。

第6章

副作用が強すぎる、ボケ、不眠・不安のクスリ

他章で紹介しているクスリは、血圧などの検査値を下げたり、免疫力をつけたりすることなど、治療目的は脳以外にあります。その場合に神経系の症状（副作用）がでたら、ケモブレインと呼んでいるわけです。

これに対し本章では、ボケや不眠などに対処するための、脳にはたらきかけるクスリを検討します。これらは脳の神経細胞を興奮させたり抑えたりするので、いろいろな神経系の副作用が生じるのは、いわば当然のことです。

しかしそういう副作用が、一般の方がたにはあまり知られていないように思われます。

●ボケのクスリ——副作用が強すぎる！

ボケは老化現象だとわかっていても、なんとか改善できないかと思うのが人情です。

現在、数種のクスリが「認知症治療剤」として医療現場で使われています。もっとも有名なのは「**アリセプト**」（一般名：**ドネペジル**）でしょう。日本の製薬会社（エーザイ）が開発したクスリで、1997年の市場投入以降、売上高はうなぎ登り。最盛期には世界で年３２００億円を売り上げていました。

ところが２０１０年以降、世界各国で次々特許切れとなり、後発品（ジェネリック）の参入があいつぎ、日本国内では現在、60社近くがジェネリックを発売しています。

――売り上げが落ちて業績が低迷している先発品の開発会社はお気の毒です。

しかしドネペジルには問題があります。効果がほとんどなく、副作用が強すぎるのです。

ボケのクスリには副作用がこんなに！

ドネペジルは「アセチルコリン」のはたらきを強めるクスリで、「**コリン刺激剤**」と呼べるでしょう。――3章のカゼ薬で検討した「抗コリン薬」は、アセチルコリンのはたらきを抑えるクスリで、そのため神経細胞の活動が低調になり、眠気やボケが生じました。

これに対し**コリン刺激剤**は、からだ中の神経細胞を刺激・興奮させるので、脳以外にもいろいろな副作用が生じます。添付文書にのっているのは、

【ドネペジルの重大な副作用】

・心室細動、高度除脈、心停止など
・心筋梗塞、心不全
・消化性潰瘍、十二指腸潰瘍穿孔、消化管出血
・肝機能障害、黄疸
・脳性発作（テンカン、ケイレンなど）
・脳出血、脳血管障害
・不随意運動、歩行障害、姿勢障害、言語障害など
・悪性症候群（筋硬直、発熱など。悪くすると死亡する）
・横紋筋融解症
・呼吸困難
・急性膵炎
・急性腎障害
・原因不明の突然死
・血小板減少

などがあります。

「突然死」という副作用

あらゆる重要臓器に障害が生じるわけですが、なかでも「突然死」をあげているのが興味深い。というのも各種ワクチンの場合には、厚労省と専門家は言を左右にして、突然死を副作用と認めないからです（132ページコラム参照）。——**ドネペジル**で突然死を添付文書にのせるなら、各種ワクチンでも添付文書に記載すべきですが、そうしないのはなにゆえか。

思うにワクチンの場合には、健康な人や親が打つか打たないかを判断するので、「突然死」があると知ったら腰がひけるでしょう。これに対し**ドネペジル**を飲むのはボケ老人なので、添付文書を読むはずもない。かわりに家族が読んでも「突然死……。まぁ、しょうがないか」「どのみち先は短いんだし」程度の反応ですむだろうと、医療業界は売上高に影響がないと考え、副作用を正直に記載することにしたのでしょう。

ドネペジルは、重大な副作用とされたもの以外にも、脳に関する副作用が多々あります。

「興奮」「不穏」「不眠」「怒りやすい」「幻覚」「攻撃性」「せん妄」「妄想」「多動」「抑うつ」「無感情」などです。

ボケの薬の効果は「見せかけ」

それほどの危険をおかすのであれば、ドネペジルによほどの効果があるのか。

残念ながら、ボケがよくなることは期待できません。そもそも添付文書に「本剤が……認知症の病態そのものの進行を抑制するという成績は得られていない」と書いてあります。

では、なんのために使うのか。

目的は「認知症症状の進行抑制」だと書いてあります。——わかりにくいですね。病態は改善しないけれども、ボケ症状は抑制する？

これは「やせ馬にムチ打つ」さまを想像すればよいでしょう。やせた馬には、エサを与えて太らせ元気にするのが本筋なのに、ムチ打って酷使する。それでは馬は、一時期は動くかもしれませんが、やがてヘロヘロになって、最後はくたばってしまうでしょう。

それと同じでドネペジルは、神経細胞を若返らせるのではなく、ムチ打つように刺激して、活発に活動しているように見せかけるわけです。

たとえば副作用のなかにあった「多動」です。ボケて不活発になった人が、ドネペジルを飲んだあとに動きだせば、効果があったように見えるでしょう。

フランス政府は認知症治療剤に見切りをつけた！

しかし本質的には役にたたない。

その証拠に2018年8月、フランス政府は4種の「認知症治療剤」**ドネペジル**、**メマンチン**（商品名：**メマリー**）、**ガランタミン**（同：**レミニール**）、**リバスチグミン**（同：**イクセロン**、**リバスタッチ**）を健康保険の対象からはずしました。

理由は、効果がほとんどない一方、消化器系や循環器系などへの副作用が無視できない、クスリを使わない場合と比べた有用性が低い、ということでした。

なんですか、質問？「日本での承認取り消しに向けた動きは？」ですって？　それを聞くのは野暮でしょう。

●不眠症・不安のクスリ——依存性の高さがこわい

不眠で悩まれる方は多いですね。

私事になりますが、ぼくも20年間、不眠症で苦しみました。ふつう8時間以上ねむれていたのが、3～5時間になってしまったのです。『患者よ、がんと闘うな』などを出版し、いわゆる「がん論争」が勃発したのが原因です。でも論争が決着したら、また8時間以上ねむれるようになりました。——われながらストレスに弱いんだな、と苦笑しています。ただ自分で言うのもなんですが、誘惑には強かった。睡眠薬を飲んでみたらどうかという、もうひとりの自分のささやきは無視しつづけました。

結局ぼくは不眠だった20年、睡眠薬を一切飲みませんでした。もし一錠飲んで、それがよく効いたら、たぶん常用するようになるでしょう。そうして依存症が生じ、やがてボケてくる事態を恐れたのです。——**実際、睡眠薬を一錠飲んだために依存症に**

なり、ボケてくる人は少なくない。依存症の危険は、厚労省や製薬会社も警告しています。つまり添付文書に記載されているのです。

医師へのアンケート調査によると、処方頻度の高い睡眠薬は順に、「**ゾルピデム**」(商品名：**マイスリー**ほか)、「**ブロチゾラム**」(同：**レンドルミン**ほか)、「**エチゾラム**」(同：**デパス**ほか)となっています(日経メディカル2016)。順に見ていきましょう。

服用半年でアルツハイマー病発症率が3倍に

ゾルピデムの投与が認められるのは「不眠症」だけです。先発品であるマイスリーが有名ですが、有名薬剤の例にもれず、後発品が40社ちかくからでています。後発品の場合には「**ゾルピデム**」の名を冠しています。

添付文書に書かれているのは、

【ゾルピデムの重大な副作用】

・依存性、離脱症状

・精神症状、意識障害（せん妄、錯乱、夢遊症状、幻覚、興奮、意識レベルの低下など）
・一過性前向性健忘（服薬後、入眠までの出来事をおぼえていない）
・もうろう状態
・呼吸抑制
・肝機能障害、黄疸

などがあります。

睡眠薬の歴史を見ると、先行したのは「**バルビタール**」系の薬物です。しかしこれは、スイスなどでの「安楽死」に使用される系統の薬剤で、死ぬ危険性が高い。19世紀前半の「名探偵ポワロ」などの推理小説には、よく「**ベロナール**」として登場しました。また芥川龍之介が自殺の際に服用したことで知られます。

かわりに使われるようになったのが、あとで検討する**エチゾラム**（**デパス**）などの、いわゆる「**ベンゾジアゼピン**」系の睡眠薬で、一世を風靡しました。ところがベンゾジアゼピン系の薬剤にも、依存症などの欠陥が多々あることが明らかになった。

そこで登場したのが「非ベンゾジアゼピン」系睡眠薬の**ゾルピデム**で、依存症の心配がない睡眠薬として、患者・医師たちの圧倒的な支持を得ました。——しかし実際には、依存症が生じることがわかり、厚労省もそれを認めて、2017年から添付文書に「依存性、離脱症状」が追加記載されるようになったわけです。**ゾルピデム**が日本で使われはじめてから17年もたっています。

ゾルピデムには「ボケ」が生じる可能性もあります。

65歳以上の高齢者における研究では1年間のゾルピデム服用で、アルツハイマー病が増加する可能性が示されました。服用回数が増えるほど、ボケる可能性が高まるようです（J Hosp Med 2013;8:1）

別の、65歳以上を対象とした研究では、1年のうち半分以上でゾルピデムを服用した人たちは、服用しなかった人たちに比べ、アルツハイマー病の発症率が3倍ちかくになっていました（J Am Geriatr Soc 2017;65:2488）。

依存性が強く、ボケ発症率が6割増えるクスリ

よく処方される睡眠薬の第2位は、ベンゾジアゼピン系の「**ブロチゾラム**」で、先

発品は**レンドルミン**です。ベンゾジアゼピン系薬剤は、「抗不安薬」として処方されるものも多いのですが、これは不眠症のほか「麻酔の前投薬」としても使用できます。同じくベンゾジアゼピン系の「**エチゾラム**」で、その問題点を検討しましょう。

処方順位が第3位の「**エチゾラム**」は、先発品の「**デパス**」しか販売されていない時代には、とてもよく処方されました。おそらく処方順位のトップだったと思います。というのも**エチゾラム**は、処方できる症状の範囲が広いのが特徴だからです。

つまり、

【添付文書に書かれたエチゾラムの処方対象】

・神経症における不安・緊張・抑うつ・神経衰弱症状・睡眠障害
・うつ病における不安・緊張・睡眠障害
・心身症（高血圧症、胃・十二指腸潰瘍）における身体症候ならびに不安・緊張・抑うつ・睡眠障害
・統合失調症における不安・緊張・抑うつおよび筋緊張
・以下の疾患における不安・緊張・抑うつおよび筋緊張、すなわち頸椎症、腰椎症、

筋収縮性頭痛

となっています。

これだと「不安」や「うつ症状」があれば処方することができます。**エチゾラム**が「睡眠薬」であり、「抗不安薬」であるとされる理由です。

しかし**エチゾラム**などベンゾジアゼピン系のクスリは、依存性が強く、クスリをやめようとした場合の「離脱症状」も激烈です。離脱症状がでるためクスリをやめようとしても果たせず、また薬剤使用に戻ってしまう人たちが無数にいます。離脱させるためのプログラムや入院医療施設もありますが、失敗率はきわめて高い。

こういう依存症や離脱困難も、最初のたった一錠がきっかけになっていることが多いのです。断薬をどうするかは、最終章で検討しましょう。

ベンゾジアゼピン系の睡眠薬や抗不安薬も、ボケの発症率が高くなったという報告が何件も見られます。

たとえばフランスでの**15年間にわたる追跡調査では、ベンゾジアゼピン服用者は、非服用者に比べ、ボケの発症率が50％増しになったといいます**（BMJ 2012;345:e6231）。

そしてこのような研究結果を通覧した場合、10件の研究中9件でベンゾジアゼピンによってボケる率が上昇していた、とされています(Expert Opin Drug Saf 2015;14:733)。

第7章

ワクチンで起こる脳障害

重大なリスクを背負うワクチン接種

ワクチンでもケモブレインが生じます。

しかも、一時的なものではなく、回復不能になるケースが少なくない。――赤ちゃんのときに脳障害が起きて亡くなり、あるいは会話もかわせないまま一生寝たきりで過ごすケースもあります。

そのため、ワクチンを打つかどうかの判断がきわめて重要です。その際の留意点からはじめましょう。

現在日本では、ワクチンを接種するかどうかは、本人の自由な判断にまかされています。子どもの場合には、親がかわって判断します。

そして接種後、副作用がでたら「自己責任」です。たとえ子どもが死んでも、半身不随になっても、医師、製薬会社、国は責任をとりません。

そこでワクチンを打つかどうかは、次の3要素を総合して判断されるとよいでしょ

う。すなわち、

・ワクチンを打つ必要性。つまりワクチンを打たないと、将来において大変な事態になるリスクの大きさ

・ワクチンの有効性。つまりワクチンを打ったら、どれほどの効果が見込めるか

・ワクチン副作用の程度や頻度

です。具体的にどう判断するのか。例として、大人にも子どもにも打たれる「**インフルエンザワクチン**」を見てみましょう。

新検査法でインフルエンザ患者数が激増

インフルエンザワクチンは、日本では毎年5000万本前後が接種されています。毎年必ず受ける、という方も多いはずです。

しかしインフルエンザは、たんなる「カゼ」の一種です。かつては「流行性感冒」「流感」などと呼ばれていました。――インフルエンザにかかっても、数日おとなしくしていれば治ってしまい、問題を残さないのです。

過去をふりかえると、インフルエンザの患者数は大きく変動しています。すなわち第二次大戦後しばらくは、年間100万人もがインフルエンザにかかっていました。しかしその後、患者数はだんだん減って、90年代の終わりころには、年間1万人を下回るようになりました。——全身の寒気やふるえ、高熱、関節痛など、インフルエンザに特徴的な症状が見られなくなったということです。

ではインフルエンザは消滅に向かっていたのか。

いえいえ、2000年代に入ると、インフルエンザの患者数が急増し、2017年末からの流行では300万人近くがインフルエンザと診断されました。

この急増は、新たな検査法が導入されたためです。鼻のおくに綿棒をさしこむインフルエンザウイルスの検査法が、1999年に臨床現場に導入されてから、患者数がうなぎ登りになったのです。つまりこういうことです。

むかし、国民の栄養状態が悪かったころは、発熱や関節痛などインフルエンザの症状は激しく、症状だけでインフルエンザと診断できていた。ところが経済復興とともに、人びとの栄養状態がよくなって抵抗力がつき、インフルエンザにかかっても症状が軽くなってしまい、ふつうのカゼと見分けがつかなくなり、「診断数」が激減した。

何度もインフルエンザにかかるたびに免疫力が強化され、症状が軽くなっていった、という事情もあるでしょう。

そこに新検査法が導入され、たんなるカゼ症状の人たちが、インフルエンザに「格上げ」され、その数300万人にもなったわけです。

このようなことから、「インフルエンザワクチンを打つ必要性はない」と言えます。

インフルエンザワクチンは打たなくていい

念のためインフルエンザワクチンの「有効性」を検討しておきましょう。

ワクチンを打ったのに、その年にインフルエンザにかかった、という方は多いですね。効果がうすい証拠です。

またインフルエンザウイルスは、突然変異がさかんです。――変異すると「新型ウイルス」となり、それまでのワクチンが無効になるので、毎年、新型ウイルスにあわせたワクチンをつくっています。

それで医師たちは、前年にワクチンを打っている人にも「今年用のワクチンを打ちましょう」と勧めることになります。――それに疑問をいだかない人が多いため、年間5000万本もが製造されて打たれているわけです。

でも、毎年打っても効果がうすいワクチンに、いったいどういう意味やメリットがあるのでしょうか。しかも前述のように「打つ必要性はない」のです。

インフルエンザワクチンの多数の副作用

インフルエンザワクチンの「副作用」は？

これは山ほどあります。たとえば添付文書にのっているものとしては、

【インフルエンザワクチンの重大な副作用】

・ショック、アナフィラキシー
・急性散在性脳脊髄炎（ADEM）（あとで説明します）
・脳炎・脳症、脊髄炎、視神経炎
・ギラン・バレー症候群（四肢の神経マヒ）
・ケイレン

・肝機能障害、黄疸
・血小板減少性紫斑病（出血しやすくなる病気）
・血管炎
・間質性肺炎（発熱、咳、呼吸困難）
・皮膚粘膜眼症候群（スティーブンス・ジョンソン症候群）
・ネフローゼ症候群

などとなっています。

ほかのワクチンについても、このように「必要性」「有効性」「副作用」を天秤にかけて、そのワクチンを打つかどうかを決められるとよいでしょう。拙著『ワクチン副作用の恐怖』（文藝春秋）は、すべてのワクチンについて解説してあり、参考になると思います。

以下はケモブレインにしぼりますが、脊髄や末梢神経の障害もここに含めます。

ワクチンが免疫システムを壊す

さてインフルエンザワクチンでは、前述したようにケモブレインとして「急性散在性脳脊髄炎（ＡＤＥＭ）」「脳炎・脳症、脊髄炎、視神経炎」「ギラン・バレー症候群（四肢の神経マヒなど）」「ケイレン」が添付文書に記されています。

これらは名称こそ異なるものの、同じようなしくみによって生じると考えられます。つまり「自己免疫反応」です。説明しましょう。

リンパ球を中心とする「免疫システム」の目的は、病原体など外敵をやっつけることで、自分のからだは攻撃しないのが原則です。しかしじつは、からだにある10万種類ちかいタンパク質のなかには、リンパ球が攻撃できるものも含まれています。

でも実際には「自己タンパク質」が攻撃されないでいます。それは、リンパ球の活動を抑えるしくみが種々そなわっているからです。そのひとつが、9章で説明する「免疫チェックポイント」です（１５８ページ）。

ところがワクチンを接種されると、これらのしくみがこわされることがある。そうなると、**ワクチンによって活性化されたリンパ球が、正常なタンパク質を攻撃し、正常細胞もろとも破壊してしまいます。**――これが「自己免疫反応」です。

自己免疫反応は、あらゆる臓器や組織で起こりうるのですが、リンパ球に攻撃されて殺される細胞の数が少なければ、本人はそれと気づかずに終わります。しかし、死滅する細胞の数が増えると、臓器や組織の機能が落ちて症状があらわれ「病気」と呼ばれるようになる。——これが「自己免疫疾患」です。

そして神経細胞は、死滅すると再生しにくいという特徴があります。そのためマヒなどの症状は、回復しないか、回復しても不完全なことが多く、生活の質を決定的に落とします。

ワクチン接種はこんなに危険！

では、ワクチンで生じる副作用ごとに、簡単に解説することにしましょう。インフルエンザワクチンの添付文書にある副作用からはじめます。

【急性散在性脳脊髄炎（ADEM、アデム）】

ワクチン接種後、数日から2週間ほどで、発熱、頭痛、ケイレン、運動障害、意識障害などがあらわれます。自己免疫疾患でしょう。

ワクチン接種後すぐに発症しないのは、自己タンパク質に攻撃をしかけるリンパ球が、その数を増やして態勢をととのえるのに時間がかかるからだと思います。

発症後、時間の経過とともに症状がよくなるケースもありますが、完全回復はむずかしい。

インフルエンザワクチンのほか、**B型肝炎ワクチン**、**百日せきジフテリア破傷風ポリオ四種混合ワクチン**、**麻しん風しん混合ワクチン**、**日本脳炎ワクチン**など、ほとんどのワクチンで生じることがあります。添付文書には記載されていないのですが、**ヒトパピローマウイルスワクチン**（いわゆる子宮頸がんワクチン）や**肺炎球菌ワクチン**でも生じています（PloS One 2013;8:e77766）

【脳炎・脳症、脊髄炎、視神経炎】

ＣＴ（コンピュータ断層撮影）やＭＲＩ（磁気共鳴撮影）装置がない時代には、厚い頭蓋骨にかこまれた脳の「病変診断」には多大な困難がありました。

そこで、頭痛や意識障害などの脳症状がでた場合に「発熱」をともなっていると、脳に「炎症」が生じたのだろうと推測することになり、「脳炎」と診断されました。

――むかしワクチン接種後に「脳炎」と診断されていたケースは、前述したＡＤＥＭ

が多くをしめていたと思われます。

また「脳症」も、頭痛、視力障害、運動障害などの脳症状がでたのに正確な診断がつけられない場合の、便利な診断名です。脳症状であればなんでも含められるので「ゴミ箱的診断名」とも呼ばれ、「脳炎」よりも、多くの症状をカバーできます。

脳症と聞くと、症状の程度が軽いのでは、と感じる方もおられるようですが、違います。

たとえば**麻しんワクチン**後の脳症ケース48人のその後を調べた研究では、全員が、知恵おくれやテンカンなどの重大な症状を残しており、8人が死亡していました(Pediatrics 1998;101:383)。

「脊髄炎」は、背骨の真ん中を通っている「脊髄」に炎症が生じた場合で、手足のマヒなどが生じます。これも正確な診断に自信がない場合の、ゴミ箱的診断名です。

ワクチン接種後の「脊髄炎」は、ＡＤＥＭが脊髄のみに生じたケースがほとんどでしょう。

「視神経炎」は文字通り、視神経の炎症で、急激な視力低下が生じます。成因はＡＤＥＭと共通しているようです。

【ギラン・バレー症候群】

「急性多発性神経炎」とも呼ばれ、四肢の脱力感や感覚の鈍麻、筋力の低下や歩行困難などを特徴とします。カゼや下痢などウイルス性疾患のあとに生じる自己免疫疾患です。

ワクチン接種のあとにも生じることがあり、インフルエンザのほか、**BCG、破傷風、ポリオ、B型肝炎、麻しん、風しん、流行性耳下腺炎（おたふくかぜ）などのワクチン**接種後に発症することがあります。

時日の経過とともに症状がよくなるケースが多いのですが、2割程度には神経系の後遺症が残るようです。運が悪いと死亡することもあります。

【ケイレン】

ケイレンと聞くと、「たいしたことはないのでは」とか「一時的なものだろう」と、受けとられる方もおられるようです。赤ちゃんによく見られる「熱性ケイレン」（いわゆる、ひきつけ）は後遺症を残さないので、その印象が強いのかもしれません。

しかし、ワクチン接種後のケイレンは悪性です。前述した麻しんワクチン接種後の「脳症」48人のなかには「てんかん様発作」つまりケイレンのケースが34人含まれていました。

その34人の、その後はというと、

〈てんかん様発作の後遺症〉

・知恵おくれ　31人
・てんかん　23人
・ケイレン性マヒ　10人
・死亡　3人

となっています（前掲Pediatrics）。ワクチン接種後の脳症は、永続するか死亡するようです。

【突然死】

ワクチン接種後に、突然死ぬ人がいます。

種々のワクチンで、成人にも子どもにも突然死が生じ、その頻度はかなり高いのですが、どのワクチンの添付文書にも「突然死」の記載はありません。理由はコラムで解説します（132ページ）。

そして「乳幼児突然死症候群」で死亡する赤ちゃんの相当部分はワクチン接種が引き金になっていると考えられます。

なぜワクチン接種が突然死のきっかけになるのか。そのしくみは、死後には解明しにくいのですが、ワクチンが免疫システムを刺激して、それが脳神経系のはたらきを混乱させ、呼吸・循環器系のはたらきにブレーキがかかるのではないかと考えられます。

【多発性硬化症】

脳や脊髄の神経細胞がおかされ、解剖すると病巣部が硬くなっているので、この名がつきました。

視力低下、四肢の運動マヒ、手足のしびれ感などさまざまな症状を発し、認知機能の低下が見られることもあります。自己免疫疾患だと考えられていますが、従来、発症原因は不明でした。

しかし最近の研究で、**B型肝炎ワクチン**が、多発性硬化症が発症するきっかけになることがわかってきました（Immunol Res 2014;60:219）。

B型肝炎ワクチンは日本では乳児に接種されるので、多発性硬化症が生じても、「先天的な知恵おくれ」などと診断されてしまうでしょう。

【ナルコレプシー（眠り病）】

場所や状況を選ばず、日中に強い眠気発作を起こす病気です。重要な仕事や運転の最中でも寝こんでしまうため、社会生活が困難になります。

このナルコレプシーが、インフルエンザワクチンによって、海外の多数の子どもたちに生じた事件があります。

２００９年から２０１０年にかけて「新型インフルエンザの恐怖」が喧伝され、それに備えようと、特別に効力を強化した「**新型インフルエンザワクチン**」がつくられ、日本をふくむ各国で接種されました。――効力を強化するために「**アジュバント**」（免疫増強剤）という物質がワクチンに混ぜられています。

この時期に、ある製薬会社が製造した「新型インフルエンザワクチン」によって、ナルコレプシーが多発したのです（PloS One 2012;7:e33536）。

特殊なタンパク質を標的とする自己免疫反応が生じ、それを含む脳の神経細胞が壊されてナルコレプシーが生じたと考えられています。2点、指摘しておきましょう。

ひとつは、これまで打たれてきたインフルエンザワクチンによっても、ナルコレプシーが生じていた可能性があります。ただ、ここで紹介した事件のように、多数のケースが同時発症しないと、ワクチンと関連しているという疑念がわきにくい。

ふたつめには、2009年からの新型インフルエンザが強力だという話は虚報でした。実際には、並みのインフルエンザでしかなかったのです。それゆえ、強力なワクチンを打たれた人は丸損だったことになります。――日本ではナルコレプシーは報告されなかったものの、新型インフルエンザワクチンによって少なくとも131人が死亡しています。

【アジュバント病】

前述した「**アジュバント**」（免疫増強剤）は、多くのワクチンの成分となっていますが、免疫システムを刺激する力が強力なので、さまざまなタイプの「自己免疫疾患」が生じます。

前述したナルコレプシーや、ＡＤＥＭの一部がこれに含まれます。ほかには、代表的なものとして「マクロファージ性筋膜炎」があります。関節痛、筋肉痛、重度の倦怠感などがあらわれる「症候群」です。当初は原因不明とされましたが、調べてみると全員が、**Ｂ型肝炎ワクチン**や**破傷風ワクチン**など、アジュバントが入ったワクチン接種を受けていました。

深刻なことに「マクロファージ性筋膜炎」では、認知機能の障害が見られます。ある研究では、認知機能が正常だったのは、30人中、たった3人でした（J Inorg Biochem 2011;105:1457）。

この症候群が今、一番問題になっているのは「**子宮頸がんワクチン**」です。接種後にさまざまな後遺症がでて、被害者が集団で、製薬会社と国を訴えています。その症状が、まさに「マクロファージ性筋膜炎」に合致するのです。子宮頸がんワクチンには、これまでのワクチンよりもずっと強力なアジュバントが入っているので、後遺症が多発したのでしょう。不幸なことに、認知障害も生じています。

【自閉症】

他者とのコミュニケーション能力がとぼしくなり、こだわりが強くなるなど、脳の機能が障害された状態である「自閉症」。お子さんが自閉症と診断された親御さんは、どれほどつらいでしょうか。

この自閉症の一部が、ワクチンによって引き起こされているようです。最初に世界中の父母を震撼させたのは、「麻しん風しんおたふくかぜ三種混合ワクチン」が自閉症の原因になるという英国からの報告でした。しかしこの報告は、論文著者のねつ造だったことがわかり、著者は医師資格をはく奪されました。

でも、これで一件落着とはなりませんでした。

自閉症の増加にワクチン接種件数の増加が関係している可能性があるというのです(J Inorg Biochem 2011;105:1489)。

因果関係がある場合、そのしくみとしては、体内に残った**アジュバント**がリンパ球の活動性を高め、それが脳細胞を障害すると考えられます。つまり自閉症も「自己免疫疾患」になります。

気になるのは、世界中で接種されている種々のワクチンに、アジュバントを含んでいるものが多いことです。

他方イタリアには、ワクチンと自閉症との関係を認めて製薬会社に賠償を命じた判決が2件あります。

1件は「**麻しん風しんおたふくかぜ三種混合ワクチン**」と自閉症の関係を認めたものです。もう1件では、「**百日せきジフテリア破傷風ポリオB型肝炎ヒブ**」という六種混合ワクチンと自閉症の関係を認めています。

コラム

副作用だと認定されない理由

本章で解説したワクチンの副作用のうち、「突然死」「アジュバント病」「多発性硬化症」などは添付文書にのっていません。その理由を解説しましょう。

ワクチン接種後に、副作用を疑う症状がでた場合、医療機関や製薬会社は厚労省に報告します。それらのケースがワクチン専門家からなる「厚労省の審議会」で検討され、副作用かどうか認定されます。そして副作用と認められると、添付文書に記載されることになります。

審議会の記録はウェブ上に公開されています。それを読むと、**明らかに副作用であるのに「ワクチン接種との間に因果関係を認めない」と満場一致で処理されるケースがとても多い**（審議会記録の分析は、前掲『ワクチン副作用の恐怖』参照）。

たとえば「肺炎球菌ワクチン」を接種された高齢者が、50分後に死亡したケースの審議会の結論は「因果関係なし」。

元気に走り回っていた10歳の男子が「日本脳炎ワクチン」を接種された5分後に心肺停止して、そのまま死亡しても「因果関係なし」。――これが、突然死が添付文書に記載されない理由です。

なぜ専門家たちと厚労省は、こうした無理をおかすのか。

ワクチンを普及させるためには、副作用を少なく見せかけたほうが有利だからです。

この点ふつう医療行為は、なにか病気や症状がある人たちに実施されます。その場合、副作用がありうることを知っても、人は治したい一心で治療を受けることが多い。

ところがワクチン接種の対象者は、健康な老若男女です。もし重大な副作用が予見されると、ワクチンを回避するのではないか。――こうしたワクチンならではの特殊事情が、専門家や厚労省をして「因果関係がない」「副作用ではない」と言い張る動機になっているのでしょう。

第8章

抗がん剤とケモブレイン

抗がん剤は脳に大ダメージを与える

ケモブレインという言葉は当初、本書の冒頭でふれたように、抗がん剤治療による脳障害を指していました。

胃がん、肺がん、大腸がんなど、**数ある「がん種」のうちで、ケモブレインに真っ先に気づいたのは、乳がんの患者たちです。**

ウェブ上には、乳がん患者の体験談がたくさんアップされていますが、典型的な告白を引用します。

【Aさん（年齢不詳）の独白】

「仕事復帰してから、失敗が多い……。

はじめは「久々に仕事だからかな？」と思っていたけど、なんかオカシイ。

とにかく物忘れがひどい。名前や時間を聞いて、少しすると忘れる。職場の人の名前がでてこない。滑舌が悪くなって、噛む。なにを話していたか途中でわからなくなる。お弁当をつくってきたのに、コンビニでお弁当を買ってしまう。認知症なのでは？と不安になるレベル……!!

同じ事務さんに何度も時間を聞いたりして困惑させたりもしてるし。

さすがに怖くなってきたのでネットで調べたら、同じ状態になってる人が多くてビックリ！

抗がん剤の影響か、精神的なものかわからないけど「ケモブレイン」という言葉を発見。抗がん剤治療後に記憶力などに問題を経験している人がいるらしい。

うーん、もしかしたら私もケモブレイン？　それともただのひどい物忘れ？　ハッキリしたことはわからないけど、メモ帳が今は手放せないです」（「ピアリング」2018.12.28アクセス）

わたし、急にボケた？　とオロオロする患者さんの動揺が伝わってきます。もの忘れやウッカリはだれにでもありますが、会社勤めをしていて「なにを話していたか途中でわからなくなる」「同じ人に何度も時間を聞く」というのは、かなり深刻です。

抗がん剤はボケ症状を生みだす

種々の研究で明らかになった、抗がん剤によるケモブレインの特徴を挙げてみます。まず症状としては、

- ・通常、問題なく思いだせることを忘れてしまう
- ・今やっていることに集中できない、注意持続時間が短い、「ぼんやりする」ことがある
- ・名前、日付のように細かいことや、時には大きな出来事まで思いだせない
- ・料理をしながら電話に応答するというように、一度に複数のことをやるのがむずかしい
- ・なにかを終わらせるのに時間がかかる
- ・日常的な言葉を思いだすのに時間がかかる

などとなります（がん治療による神経系合併症《認知機能障害と痛み》の緩和に関する研究）。

これらはまさに「ボケ症状」ですね。

患者さんによっては「なにを読んでも脳みそに霧がかかったようで、頭に残らない」とおっしゃる。――そのため医学界では、ケモブレインではなく「ケモフォッグ」（フォッグは霧。つまり化学霧）と命名しては、という声もあります。でも「化学霧」と言いかえるのでは、意味不明ですね。

医学界にとって不都合な真実を隠ぺいするために、こういう言いかえがなされるのが普通です。欧米では、人びとが日常会話でたんに「ケモ」というと、抗がん剤治療のことを指すので、「ケモブレイン」は医者たちにとってとくに都合が悪い言葉なのでしょう。

統計調査で明らかになるケモブレイン被害

抗がん剤によるケモブレインは、統計的に観察すると、

- **乳がんに見られることが多い**
- **肺がん、前立腺がん、卵巣がんなどでも報告がある**

・発症頻度は報告により異なる。15~75%までと差があるが、患者の年齢、調査のしかたなどの影響を受けるだろう

・弱めの抗がん剤治療よりも、きつい抗がん剤治療のほうが、発症頻度が高くなる。また回数が増えると、発症頻度が高くなる

・症状が回復することも少なくないが、3分の1程度では永続するらしい

となります。

ケモブレインが乳がんに多いのは、①乳がんは患者数が多いこと、②比較的若い患者が多く、ボケ症状が見られると、本人も「抗がん剤のせい？」とピンときやすいことなどが理由でしょう。

抗がん剤が脳を攻撃する

抗がん剤によるケモブレインのしくみは、よくわかっていません。それでも種々の証拠から、

・抗がん剤が脳の神経細胞の一部を破壊する

・神経細胞を死滅はさせないが、機能異常をもたらす

などと考えられています。

脳は人の意識のみなもとである、重要な臓器です。しかも神経細胞はとてもデリケートで傷つきやすい。それで人体には「血液・脳関門」という装置があります。

これは、血管内の有毒物質がそとに漏れて脳細胞を傷つけるのを防ぐための、血管と脳細胞のあいだにある一種の「関所」です。かつては、抗がん剤は毒物だから、この関所を通過できないと考えられていました。それが本当なら、ケモブレインは生じないはずです。

しかし実際には、抗がん剤が「血液・脳関門」を通過することがわかってきました。なぜなら、がん治療に幅広く用いられる「**タキソール**」「**オキサリプラチン**」「**5F**《ファイブエフ》**U**《ユー》」などで「白質脳症」が生じるからです。これは脳の「白質」という「神経信号を伝える経路」が破壊された状態で、

・歩行時のふらつき

・舌のもつれ

・意識障害

・**顔面マヒ**
・**記憶力低下**
・**尿失禁**

など、さまざまな症状が見られます。その多くは回復不能です。

結局、ケモブレインでは、「血液・脳関門」をくぐりぬけた抗がん剤が脳細胞に影響を与えていると考えられます。

乳がんの抗がん剤治療は無意味！

ところで、抗がん剤治療にはメリットがあるのでしょうか。

結論から言うと、乳がんの抗がん剤治療には、治す効果も延命効果もないことがはっきりしました。データを挙げる前に、乳がんの抗がん剤治療史をざっくり頭に入れましょう。

第二次世界大戦後、抗がん剤が開発されると、再発がんや転移がんで試され、数あるがん種のなかで、乳がんは縮小する割合が高く、期待されました。

でもやがて、がんは縮小しても、かならずリバウンドすることがわかった。――直径1センチのがん病巣にも、10億個のがん細胞がつまっている。それを抗がん剤でゼロにするなんてムリなのです。

そこで注目をあつめたのが、手術の前か後に、抗がん剤を使うという「補助化学療法」。

乳がんと診断された当初は、ほぼ全員が、いろいろな検査をしても転移病巣が見つからず、がんは乳房にとどまっているようにみえます。しかし、肺や肝臓などに小さな転移が隠れていることがある。手術後の「再発」とは、転移が育って発見できる大きさになったということです。

となると、隠れた転移を早めの抗がん剤投与でやっつければ、がんが治る率を上げ、生存期間をのばせそうだ。――これが補助化学療法の根本アイデアです。

しかし、重大な問題があります。転移不明の段階で投与するため、実際には転移が隠れていない人たちにまで抗がん剤が投与されてしまうことです。

そこで「比較試験」が行われ、抗がん剤の効果を確かめることになった。――手術を受けた患者たちを2つのグループに分け、片方には抗がん剤を投与し、他方はなにも投与しないでおくのです。

こうして、70年代から80年代にかけて比較試験が実施され、「補助化学療法の延命効果が認められた」とされました。それで補助化学療法は、乳がんの標準治療ということになり、今にいたっています。

再試験で示された補助化学療法の無効性

ただ、そういう比較試験が小規模だったこともあり、21世紀になって、あらためて「大規模な」比較試験が実施されました。欧州9か国の112病院が協力して、約7000人の乳がん患者をあつめ、補助化学療法をするグループと、実施しないグループに分けて成績を比較したものです。

補助化学療法ナシのグループをつくったということは、じつは専門家たちも半信半疑だったんですね。

この試験は2007年に開始され、2016年に結果が公表されました。

図3　乳がんにおける抗がん剤治療の効果

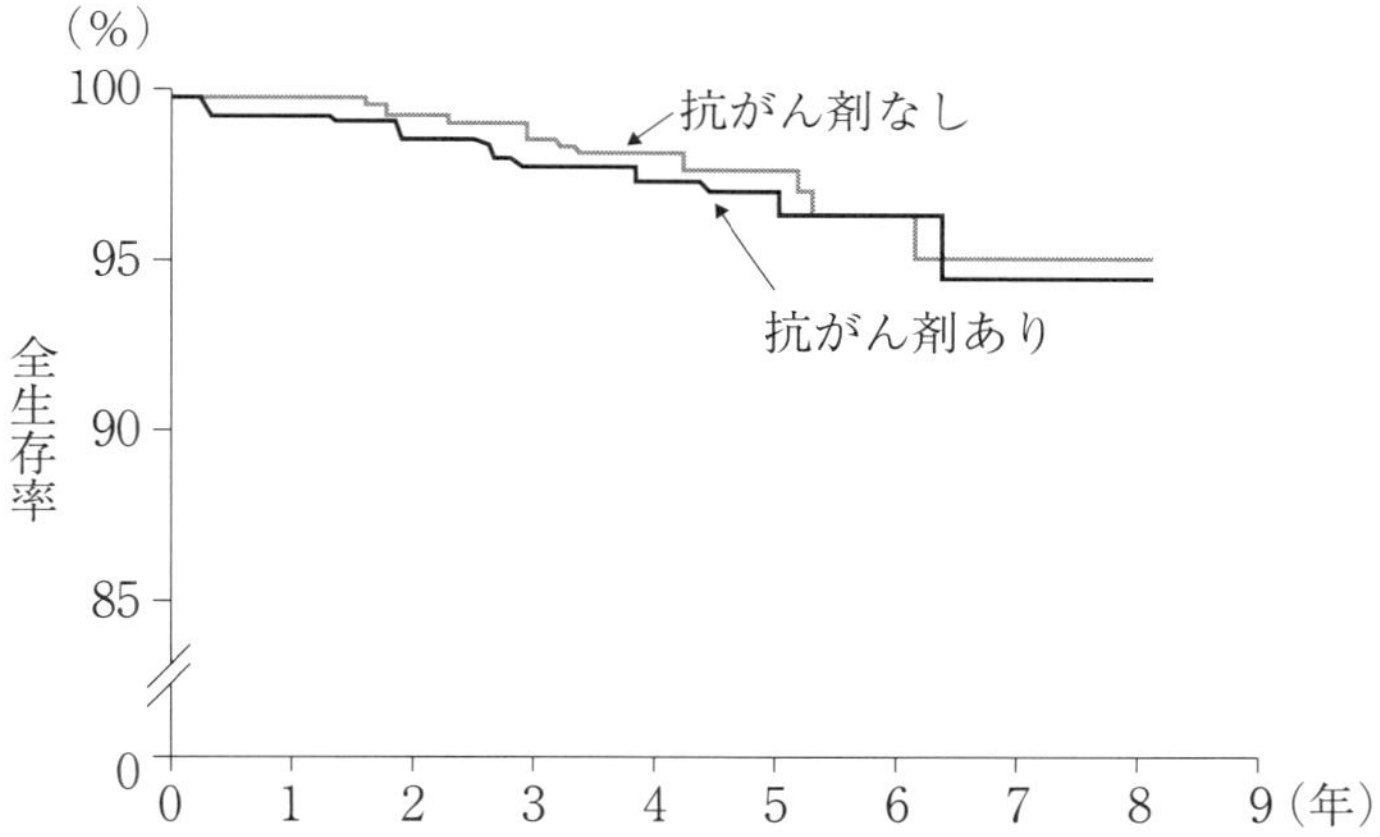

出典：N Engl J Med 2016;375:717

乳がん治療医たちはアッと息を飲みました。両グループの成績は同じだったのです。

各グループの生存率も、臓器転移率も、見事にピッタリ重なっていました。

グラフの一部を図3に示します。

対象となったのは、乳がんのなかでも「ハイリスク」(＝高危険群)とされる患者たち。つまり転移がひそんでいる可能性が高いと判断され、死亡率が高いとみなされた人たちです。

でも実際には、9割以上が生存しています。逆に言うと、ハイリスクといっても、患者たちの9割は転移がひそんでいなくて、本来的に抗がん剤は不要。そういう人たちにも抗がん剤が投与されてしまうから、補助化学療法は罪深い。

ケモブレインで苦しむ人の9割もが、引き金になった抗がん剤治療は、もともと不要だったわけです。

また転移がひそんでいる残りの1割の患者たちも、抗がん剤治療によって転移が消える人はゼロ。——ケモブレインをはじめ、種々の副作用に苦しむだけです。

抗がん剤が一番効くといわれた乳がんにしてこれですから、胃がん、肺がんなど他のがん種の補助化学療法は、言うまでもないですね。

不要な抗がん剤治療が止まらない

ところでこの、**「ハイリスク乳がんにも、補助化学療法は無効」**という結果を、日本の乳がん治療の現場はどう受け止めたのでしょうか。

補助化学療法は廃止の方向へ？

いいえ、なにも変わっていません。

なぜそう言い切れるのか。

ぼくのセカンドオピニオン外来には、日本中から患者さんが訪れます。そして、大学病院やがんセンターなどで医師にどういう治療法を提案されたか教えてくれます。ハイリスク患者たちは、今も当然のように抗がん剤を勧められています。例外なし。比較試験の結果は、世界最高と評される医学雑誌「ニューイングランド・ジャーナル・オブ・メディスン」に掲載されたので、乳がん専門医たちにとって大ニュースです。しかし結果発表から2年たっても、日本に限らず世界中で、現場はなにも変わっていない。この試験に参加した欧州の病院でさえも、ハイリスク患者への抗がん剤治療をつづけています。

なぜそういうことが起こるのか。乳がん治療にかぎらないことですが、医療がビジネス化して、学問原理ではなく経営原理で動いているからです。

コラム

比較試験の重要性と信頼性

クスリの効果を調べるには、「比較試験」が欠かせません。

たとえば頭痛用の新薬が効くかどうかを調べるのに、頭痛もちをあつめて新薬を飲ませ、症状が軽くなった人が4割いたとします。——これでは、新薬の有効性が証明できていません。うどん粉を医師が「よいおクスリです」と患者に渡せば、頭痛が軽くなる人がいるからです。いわゆる「プラセボ（ニセ薬）効果」ですが、腹痛、不安感、不眠など、もろもろの症状は3〜4割程度がプラセボ効果でよくなるといいます。

そのため、おおぜいの頭痛もちをあつめて2つのグループに分け、片方には新薬を、他方にはプラセボを飲ませる「比較試験」が必要になるわけです。

がん、高血圧、糖尿病などの新薬でも、プラセボとの比較試験がいります。

クスリで「がんのシコリ」が小さくなったり、検査値が下がっても、副作用のために早死にして逆効果になる可能性があるからです。

そこで比較試験をして、プラセボよりも「総死亡数」が減ることを示す必要がある。――ここ数十年間に登場した、がん、高血圧、糖尿病、高コレステロール血症などの新薬は、このような比較試験で総死亡数を減らす効果が証明されたことになっています。

しかしそれは建前で、実際には、それら比較試験の結果は信用できません。

なぜか。――新薬を承認してもらうための比較試験は、製薬会社が実施しているからです。大事なことなので、くわしく解説すると、

・**比較試験は製薬会社の資金で実施される**
・試験を実施する医師たちが普段から、製薬会社から研究費をもらったり、製薬会社の顧問になっていたりして、金銭的に深い関係にある
・患者を試験に勧誘した医師や病院には、患者数に応じて高額の手数料が支払われる
・試験の運営委員会に、製薬会社の社員が加わっている
・試験データをあつめて解析するのは製薬会社の社員たち
・論文を執筆するのは、製薬会社にやとわれたライター。医師に書かせるより「上手に」書くから。医師たちは「自分たちが著者です」という書類にサインするだけ

・薬事承認のための論文には、著者として1人以上の社員がつらなり、ときに著者の過半数を社員が占めることもある

というのが現状です。

こういうことでは、製薬会社に不利なデータや意見は論文にのりようがないですね。——新薬はことごとく、このような論文を根拠として承認されているのです。

したがって、製薬会社が実施した比較試験の論文は原則、すべて「信用できない」として排斥するのが正しい態度です。——現実には、日本をふくむ各国政府は、すべて「信用できる」として新薬を承認しています。**だから患者・家族は、そういう薬は「飲まない」「打たない」という方針でしか、対抗できません。**

先に「原則、信用できない」と書きました。製薬会社が実施した比較試験のなかにも、例外的に信用できるのがあります。

「試験の結果、無効だった」という論文です。

製薬会社や医師たちが一所懸命、よい結果をだそうと精一杯努力（データ操作）したとしても、否定的な結果がでたことは、クスリが無効だという究極の証拠になるからです。

第9章

オプジーボが引き起こすケモブレイン

ノーベル賞をとったがん治療薬

2018年のノーベル医学生理学賞を京都大学の本庶佑《ほんじょたすく》特別教授が受賞しました。長年にわたる努力が評価されたわけです。

授賞理由は、「免疫抑制の阻害によるがん治療法の発見」です。

具体的にはまず、①免疫細胞による攻撃をがん細胞がまぬがれるしくみを発見。次に、②そのしくみのはたらきを邪魔して、免疫細胞ががん細胞を攻撃できるようにする方法を発見しました。そして「**オプジーボ**」という新薬も開発し、実用化したのです。

ただオプジーボが、がん患者の寿命をのばすかどうかは別問題です。本章では、オプジーボの効果や副作用について検討していきます。すこし経緯を振り返りましょう。

輝かしくも高価なオプジーボ

オプジーボは、がん細胞へのリンパ球の攻撃をサポートする「免疫チェックポイント阻害剤」の一種です。肺がんや、皮膚がんの一種であるメラノーマ（悪性黒色腫）のすばらしい成績が報告され、がんの専門家たちは「ついに免疫療法でがんが治る時代がきた」と喜んで、健康保険の適用が承認されました。

ただし当初の値段は、1年間の投与で3000万円超！

患者も医師たちも一般市民もこの金額にはびっくり仰天。「医学の進歩が国を滅ぼす」という声もあちこちから上がり、値下げ運動がはじまりました。

その結果、当初の薬価は1瓶（100㎎）あたり約73万円だったのが、36万、27万円となり、2018年の11月には17万円にまで引き下げられました。ただそれでも、注射液を無駄にしないという名目で（!?）投与量の増加が認められたので、1年の投与で1000万円と高止まり。国の財政負担は重いので、まだまだ引き下げられるでしょう。

問題は、オプジーボの効果のほどですが、本書は脳障害がテーマなので、まずは副作用から見ていきましょう。

オプジーボの重大な副作用

オプジーボは安全なクスリではありません。添付文書を見ると、重大な副作用として、

・間質性の肺疾患（間質性肺炎や肺線維症など）
・1型糖尿病
・重症筋無力症
・心筋炎
・横紋筋融解症（全身の筋肉細胞がこわれる）
・大腸炎、重度の下痢
・甲状腺機能障害
・重度の皮膚障害
・腎障害
・脳炎

など、命とりになりうる、おびただしい数の障害が挙がっています。

なかに「脳炎」も記されていますが、その病状も、程度も、軽いものから死亡も含む重いものまで、さまざまです。

医学雑誌に報告された、実際のケースを紹介しましょう。

オプジーボで脳が壊死していた!

【Bさん、67歳、女性】


肺がんで、右肺の部分切除術を受ける。

その後、月に一度、抗がん剤の点滴をつづけていた。

9か月後、胸部に再発。月に1度の予定で、オプジーボの注射がはじまった。

初回のオプジーボ注射から17日後、呼吸困難や精神的混乱状態が出現。その後、症状は改善した。——ここで「オプジーボの副作用では?」と疑っていれば、以下の悲劇は生じなかったでしょう。

予定通り、2度目のオプジーボ注射を初回から30日目に実施。

その3日後、失語症などの神経症状がでて入院。以後、傾眠（眠りつづける）、コミュニケーション不能など、状態は悪化するばかり。

初回のオプジーボ注射から56日目に死亡。

解剖では脳組織が壊れていて、「壊死性脳症」と診断された（Front Immunol 2018;9:108）。

別の報告では、ひとつの病院で以下5件の、さまざまな脳障害が生じています。

- **脊髄神経のマヒ**
- **四肢の神経のマヒ**
- **目を動かす神経のマヒ**
- **足の感覚神経の異常**
- **精神的混乱と興奮**

その後の経過は、回復した人、しない人、死亡した人とさまざまです（J Neurol 2018;265:1636）。

オプジーボの効果と副作用のしくみ

免疫関連のクスリで、なぜ重い副作用がひんぱんに起こるのか。

オプジーボで副作用が生じるしくみは、がんをやっつけるしくみでもあります。

ここでは、オプジーボががん細胞を殺すしくみと、副作用が生じるしくみに分けて説明します。多少長くなるので、飛ばして先を読まれるのも一法です。

まずは、がんをやっつけるしくみから。

免疫システムの役目は「外敵」の細菌やウイルスを排除すること。もともと人体にある各種タンパク質には、身内なので、攻撃をしかけないようになっています。

しかし、がん細胞には、正常のタンパク質が変化した「変異タンパク質」が存在します。

なぜか?

日光、放射線、農薬などの「発がん物質」は、人体の正常細胞のなかの遺伝子を傷つけて「変異遺伝子」に変えます。

遺伝子は、タンパク質をつくるときの「設計図」なので、変異遺伝子からはフツーじゃないタンパク質ができる。これが「変異タンパク質」です。

さて、1個の正常細胞のなかに変異遺伝子が次々に生まれて、たまっていくと、ときにその細胞は、がん細胞にかわります。これが「細胞のがん化」です。

がん化した細胞には多数の変異遺伝子と、それに対応した変異タンパク質がある。変異タンパク質は「異常」なので、免疫細胞は外敵と見て攻撃する。こうなると変異タンパク質もろとも、その細胞も死滅します。

しかし体内の細胞は攻撃をかわすシステム「免疫チェックポイント」を備えている。がん細胞にもこのシステムがあるため、生きのびて増殖するわけです。

それを無効化するのが、オプジーボのような「免疫チェックポイント阻害剤」です。がん細胞は、自分がもつ変異タンパク質に対する免疫細胞の攻撃をかわせず、変異タンパク質もろともがん細胞は死滅します。――こうしてオプジーボの効果が上がるわけです。

ところが、副作用も生じてしまう。――副作用が生じるしくみについては十分解明されておらず、複数の説があります。そのひとつを紹介しましょう。

発がん物質によって変異遺伝子が生じるのは、将来がん化する細胞だけではありません。人体に37兆個あるといわれる正常細胞のすべてが、多かれ少なかれ変異遺伝子をもつようになる。

つまり正常細胞にも、変異タンパク質があります。免疫細胞は、そういう細胞にも攻撃をしかけるはずですが、免疫チェックポイントが阻止します。

そこにオプジーボが投与されると、正常細胞を守るしくみがはたらかなくなり、免疫細胞が変異タンパク質をもつ細胞を攻撃して、その細胞もろとも死滅させてしまう。

――ある臓器で死ぬ正常細胞の数が多いと、その臓器に特徴的な副作用がでるわけです。

オプジーボの副作用は必然の帰結

こうして**オプジーボ**は、がん細胞と一緒に、さまざまな臓器の正常細胞もやっつけてしまう。それは必然で、副作用が生じないケースは想像しがたい。ただ、どの臓器がやられるか、やられた場合の程度などは、人によって異なるので、投与してみなければ、どうなるかはわかりません。

このように、副作用を直接引き起こしているのは免疫細胞で、化学物質ではありません。しかし免疫細胞を活性化するのは、オプジーボという、化学作用でつくられたクスリです。したがって、脳神経障害という副作用もケモブレインにふくめることができます。

オプジーボは承認後に無効という結果が出ている

最後に、**オプジーボ**の「効かなさ」について記しておきます。

オプジーボは、最初にメラノーマ（悪性黒色腫）で、次に肺がんで承認され、健康保険の適用が認められました。いずれも、比較試験で抗がん剤と比べたところ、抗がん剤よりも患者たちの生存率がよかったからです。

ところが、です。承認後に公表された、別の比較試験の結果は異なります。

図4は肺がん患者において、オプジーボと抗がん剤とを比べた臨床試験の結果です。

図4　オプジーボと抗がん剤の治療後の生存率

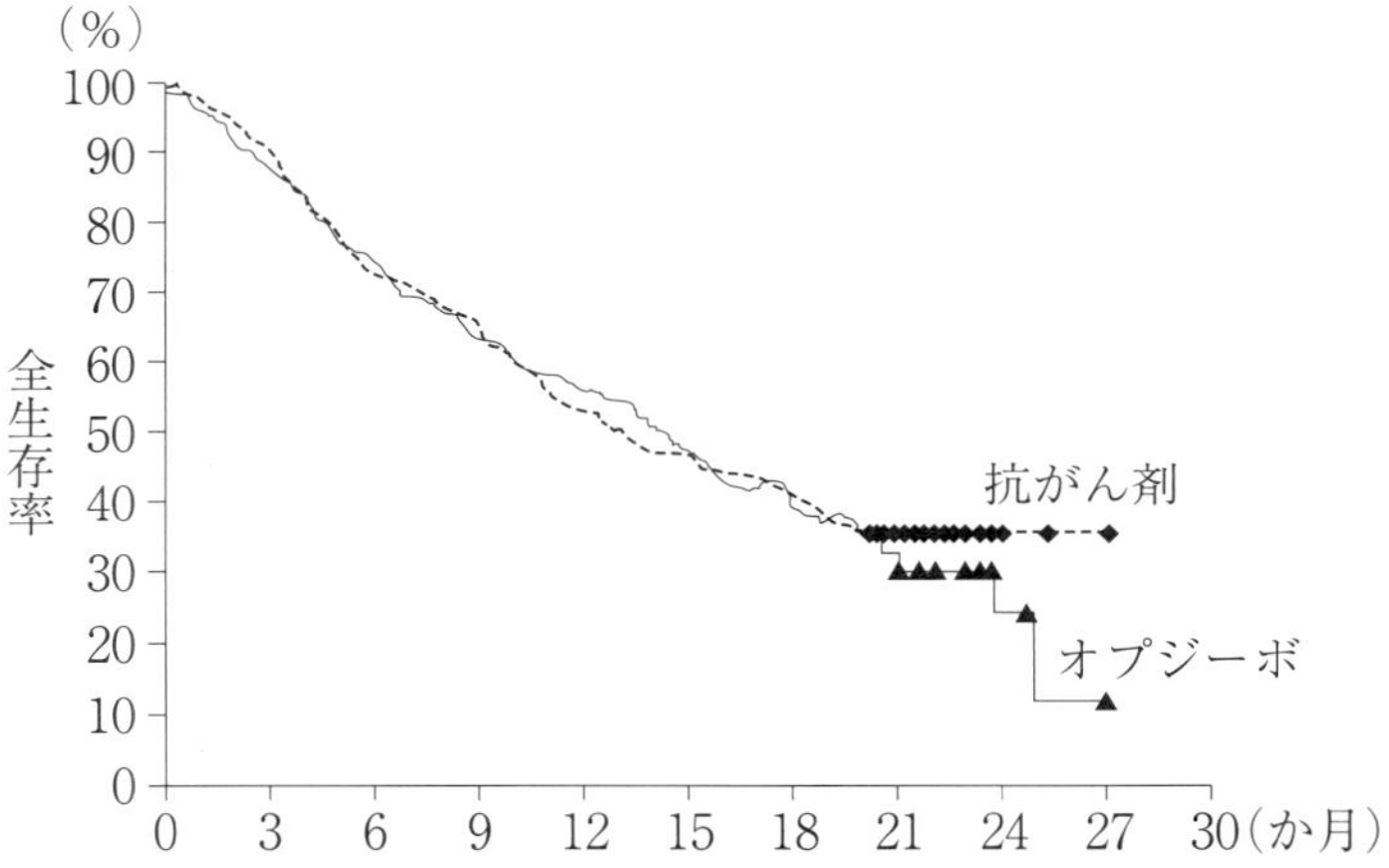

出典：N Engl J Med 2017;376:2415

オプジーボの成績（生存率）は抗がん剤のそれと同じで、最後のほうは抗がん剤より劣っています。――オプジーボはずっと使いつづけるので、長期間たってからの副作用死が原因ではないかと見ています。

メラノーマでも、好成績をあげたのとは別の比較試験では、抗がん剤投与群とオプジーボ投与群の生存率は重なってしまい、差がありませんでした(Lancet Oncol 2015;16:375)。

なぜ、クスリとして承認されたあとで無効という結果が報じられるのか。その理由は次のコラムで解説しましょう。

コラム

分子標的薬

「分子標的薬」も、かつて「夢の新薬」としてがん治療の場に登場しました。

分子標的薬は、特定の分子をねらい撃ちするクスリです。

がん細胞のなかには、数万~10万の種類の分子があります。そのうち、がんの増殖にとって重要な分子をねらって無力化するのが分子標的薬です。

なにが重要な分子であるかは、肺がん、胃がんなど、がん種によって異なることもあれば、共通していることもあります。

異なる場合には、肺がんにはこれ、大腸がんにはあれ、というように、ちがう分子標的薬を使います。これに対し、重要分子が共通している場合には、ひとつのクスリが複数のがん種に用いられます。

複数のがん種に使われる代表選手は「**アバスチン**」(一般名：**ベバシズマブ**)です。

わが国では、大腸がん、肺がん、乳がん、卵巣がん、子宮頸がん、脳腫瘍への使用が認められています。2004年に米国で承認されて以来、世界の累積売上高は2014年までで4兆3000億円にもなる、すごいクスリです。

ただしクスリの常として、副作用があります。

アバスチンの添付文書に書かれている「重大な副作用」、つまり死ぬ可能性まである副作用を紹介すると、

- **ショック（急性心不全）**
- **消化管穿孔（消化管に穴があく）**
- **消化管と皮膚との間、あるいは気管と食道との間に穴があく**
- **手術の傷が開く、治りが遅れる**
- **肺出血**
- **消化管出血**
- **動脈や静脈内で血がかたまる**
- **心筋梗塞**

・下げることが困難な高血圧
・白血球減少
・肺炎、敗血症などの感染症
・間質性肺炎

などがあります。

このうち頻度が高いのは高血圧で、アバスチンを投与された人の15～30％に見られます。消化管に穴があく、いわゆる「穿孔」も頻度が高く、5～7％。消化管の内容物がもれて「腹膜炎」になるといのちにかかわります。

アバスチンによる脳関連の障害としては、次のような症状が見られます。すなわち、

・脳出血
・脳梗塞
・一過性脳虚血発作
・高血圧性脳症
・白質脳症症候群（ケイレン、頭痛、精神状態変化、視覚障害など）

・味覚異常

などです。実際のケースを紹介しましょう。

【Cさん、55歳、女性】


乳がん手術のあと、抗がん剤治療を6か月、ホルモン治療を5年間受けた。

11年後、骨痛が出現し、検査すると骨転移が多発。肝臓にも小さな転移巣が複数あった。

抗がん剤（パクリタキセル）とアバスチンの「併用療法」を6か月施行。がん病巣は大きくも小さくもならず。

アバスチン単独療法に切りかえ、2週に1度注射することに。

アバスチン4回目の注射後、脳梗塞を発症し、緊急入院。

そしてこの患者さんは、入院して10日後に死亡しました（World J Oncol 2010;1:252）。


なぜこのように多彩な副作用が生じるのか。

アバスチンが標的とする分子は「血管内皮細胞増殖因子」といいます。この分子には、細胞増殖や血管の新生を促進するなど、種々の作用があります。

アバスチンは、その分子と結合して作用をさまたげ、がん細胞を死滅させることを狙っています。ところが困ったことに、「血管内皮細胞増殖因子」は、あらゆる臓器や組織の正常細胞にも存在するのです。――それら正常細胞を障害した結果が、種々の副作用です。したがって副作用が生じるのは、アバスチンの宿命です。――この宿命は、すべての分子標的薬や抗がん剤と共通しています。

ともあれ、副作用で患者たちが亡くなっても――がんだって死にいたる病だから――生存期間さえのびれば文句はない、という考え方もあります。

ではアバスチンの、生存期間をのばす力はどれほどでしょうか。いろいろな「がん種」で比較試験が行われていますが、ここでは乳がんに対する効果を見てみましょう。

図5は、臓器転移がある乳がん患者における比較試験の結果です。

全員に抗がん剤治療が行われ、半数にプラセボ（＝ニセ薬）、他の半数にアバスチンが投与されています。

アバスチンを使っても、使わなくても、生存期間が変わらないことが明らかです。――米国では以前、転移性乳がんにアバスチンを使用することが仮の措置として認められていたのですが、

図5　臓器転移がある乳がん患者の生存期間

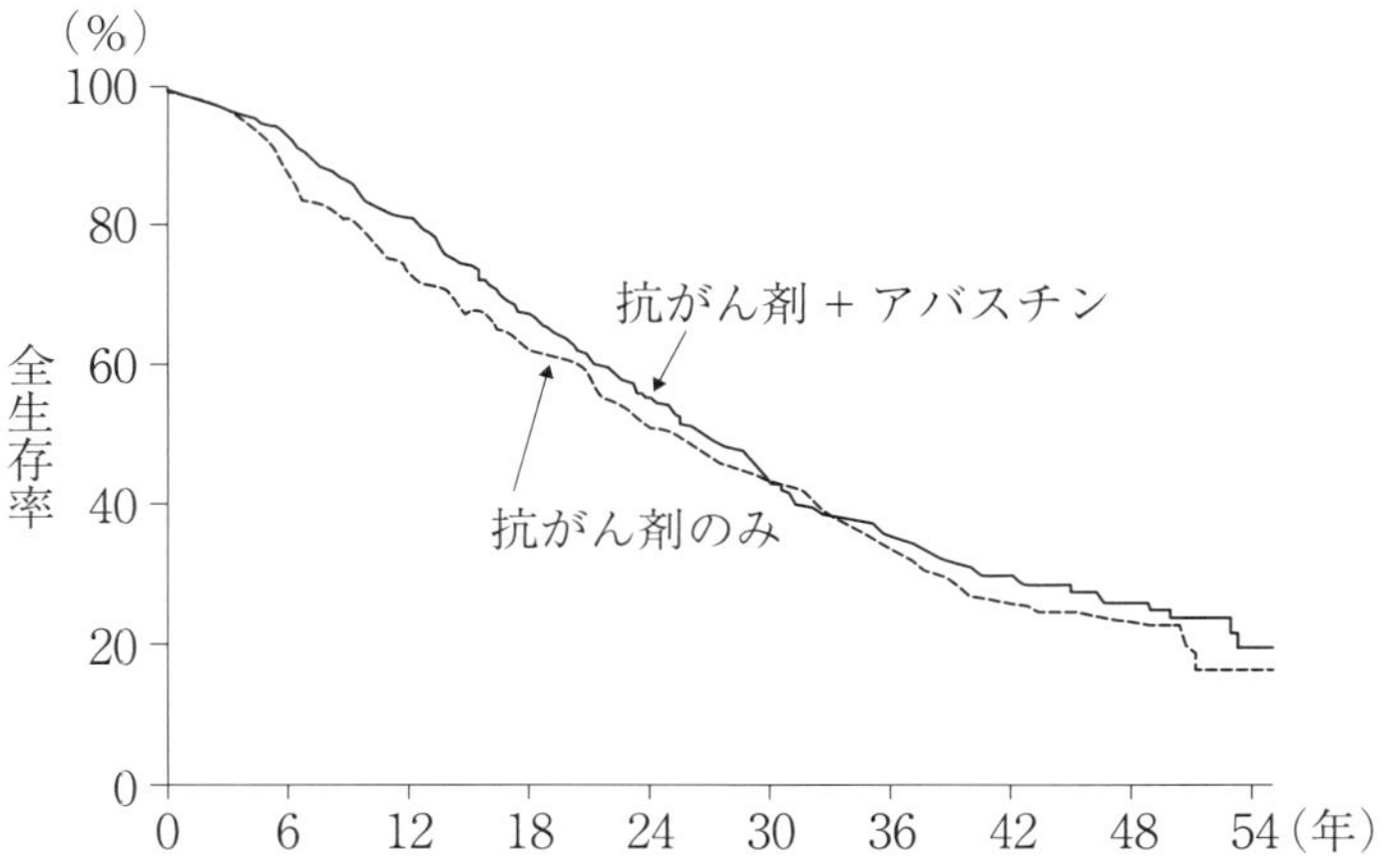

出典：N Engl J Med 2007;357:2666

この試験結果がでたあとアバスチンの承認を取り消しました。

ところがわが国の厚労省は、この試験結果を目にしたあとで、乳がんへのアバスチン使用を承認したのです。2011年のことです。

厚労省の意図は明らかです。患者から、国庫から、お金を収奪して医薬業界に分配しているのです。なにしろ生存期間がのびない一方、副作用が強く、死者まで生じるアバスチンですから、そう考えざるをえないのです。

結局Cさんは、無効・有害なクスリによって亡くなられたことになります。もしアバスチンを打っていなければ、もっと長生きされたことは確実です。なおCさんが受けた抗がん剤治療も無効・有害です（8章参照）。

アバスチンは、他のがん種においても生存成績の改善効果は認められません。臓器転移がある大腸がんに対するアバスチンの無効性については『抗がん剤だけはおやめなさい』（文春文庫）で詳述しました。

近藤誠セカンドオピニオン外来ホームページ「重要医療レポート⑨がん新薬の闇」（http://kondo-makoto.com/）にも解説をのせました。

脳腫瘍に対するアバスチンの無効性については、拙著『ぼくはあなたを「がん治療」で死なせるわけにはいかない』（文藝春秋）で解説しています。

第10章

性ホルモン抑制療法がボケを生む

男性ホルモンや女性ホルモンのはたらきが落ちたら、脳にはどういう影響があるのでしょうか。

前立腺がんや乳がんでは、性ホルモンががんの成長にかかわるためしばしば性ホルモンのはたらきをおさえる治療が行われます。また女性だと、子宮がんや子宮内膜症などの治療で、閉経期前なのに女性ホルモンが低下することもあります。

これらの場合に、脳のはたらきがどうなるのか、検討しましょう。

●男性ホルモン——医師はクスリでホルモンを抑えたがる

男性ホルモンを抑制する方法には2つあります（以下、抑制療法）。

ひとつは男性ホルモンの生産工場である「睾丸」の摘出術です。——「除睾術」と呼び、前立腺がん患者にこれを実施した外科医のチャールズ・ハギンズは、1966年にノーベル医学生理学賞を受賞しました。

しかし現在、除睾術はあまり行われなくなりました。薬物を注射して男性ホルモンのはたらきをおさえる方法が主流です。これを「抑制剤」と呼びましょう。

抑制剤には、「リュープリン」や「ゾラデックス」などの注射薬があり、皮下に注射して用います。毎月1回ずつ注射するタイプ、3か月に1度注射するタイプなどがあります。

方法としては、除睾術のほうがすぐれています。

なぜならば抑制剤は、男性ホルモンをつくる「工場」である睾丸をそのまま残して、クスリでなんとか男性ホルモンを抑えようとするのに対し、除睾術は男性ホルモン工場をそっくり除去してしまうからです。

それなのに抑制剤が主流になったことについては、医師や病院側の都合が大きい。除睾術は、ひとたび行えば、患者が通院する必要がなくなります。これに対し抑制剤は、ひと月から3か月に1度、定期的に来院させて、高価なクスリを打つことになり、来院のたびにいろいろ検査することもできます。どちらが医療経済に資するか自明でしょう。

こういう現状なので、本書で紹介するデータ中の患者は、ほとんどが抑制剤を打たれているはずです。

抑制療法でアルツハイマーの危険は6〜8割も上がる！

さて男性ホルモン抑制療法では、どうやらボケがくるようです。

前立腺がん患者9000人の調査では、

【ボケ発症率】

抑制療法ナシ　1000人につき35人

抑制療法アリ　1000人につき79人

となって、**抑制療法を受けたほうがボケの発症率が高かった。経過観察期間は1〜7年です**（JAMA Oncol 2017;3:49）。

前立腺がんは高齢男性に多いため、自然発生するボケも多い。そのためボケがきた患者や家族は、クスリのせいだとは思いもよらず、年のせいだと思いこんでいることでしょう。

ボケのなかにはいくつかの「病型」があります。なかでも有名なのは「アルツハイマー病」ですが、抑制療法とアルツハイマー病との関係を調べた研究もあります。

前立腺がんの約1万7000人を調査した研究です。**抑制療法を受けなかった人たちのアルツハイマー病の発症率を「1・0」とすると、受けた人たちの発症率は1・66〜1・88。つまり66〜88％増加しています**（J Clin Oncol 2016;34:566）。

抑制療法をやめてボケが改善

では抑制療法をやめると、ボケはよくなるのでしょうか。

アルツハイマー病がでたケースでは、神経細胞に「異常なタンパク質」がたまっているはずです。そうだとすると、抑制剤をやめても異常タンパク質の消失は期待しがたく、ボケ症状はよくならないと考えられます（断定はできませんが……）。

ボケのその他の病型では、**男性ホルモン抑制療法の中止によって、ボケ症状がよくなることもあるようです。**

「パーキンソン病」は、脳の細胞の一部が変性し、手足がふるえたり、こきざみにしか歩けないといった症状がでる病気です。

あるパーキンソン病の患者さんが前立腺がんになり、抑制療法の開始後にボケが生じました。ところが抑制療法をやめたら、症状が改善したことが報告されています（J Am Geriatr Soc 2016;64:e115）。

骨移転しているなら抑制療法もアリ

では、前立腺がんに対する男性ホルモン抑制療法には効果があるのか。

場合を分けて考えましょう。ひとつは、前立腺のがん病巣以外に「骨転移」が見つかった場合です。骨転移を問題とするのは、前立腺がんの転移は、ほとんどが骨に限られているからです。

その場合、ただちに治療する必要があるかどうかは、ケースバイケースです。骨痛など自覚症状がなければ、しばらく様子を見ることも可能だし、そうすればケモブレインなど副作用の心配もありません。

しかし、全身いたるところに骨転移がきていて痛みがひどいケースでは、治療する必要がある。その場合に男性ホルモンの抑制療法を開始すると、ほぼ全員で、転移症状がよくなります。そうなれば、延命効果も期待できます。

したがって、場合をかぎれば、男性ホルモン抑制療法の意味はあるでしょう。――これまで紹介してきた抗がん剤など、固形がんの薬物療法は意味がないものばかりでしたが、男性ホルモン抑制療法は別格です。

ただの前立腺がんなら放っておいても大丈夫

これに対し、圧倒的に多いのは、自覚症状がないのに抑制療法をされてしまうケースです。つまり、職場健診や人間ドックなどでの血液検査をきっかけとして前立腺がんが見つかった場合です。

そのように健診で発見された前立腺がんは、そのほぼすべてが、放っておいてもいのちにかかわらない「オデキ」のようなもの。そもそも治療する意味や必要がありません。**治療をしても生存期間はのびないし、それどころか、治療に突入すると、かえって寿命が短くなる危険性があります。**よって男性ホルモンを抑制する必要性もありません。検査で発見された前立腺がんに関心がある方には、拙著『健康診断は受けてはいけない』（文春新書）が参考になるはずです。

●女性ホルモン――ボケ発症リスクが上がる

乳がんの場合、女性ホルモン抑制療法が行われるケースがあるのは、前立腺がんと同じです。

ただ女性では、子宮筋腫の手術で卵巣まで取られたり、子宮内膜症による月経困難にホルモン抑制療法が実施されたり、性ホルモンのはたらきが落ちる機会が男性よりも多い。

乳がんで女性ホルモン抑制療法が実施されるのは、閉経期の前にがんを治療するケースの一部です。方法は前立腺がんと同じく、薬物を定期的に注射して、卵巣機能を抑えるのが一般的です。

抑制剤としては、前立腺がんにも用いられる「**リュープリン**」や「**ゾラデックス**」などが使われます。

ただ乳がんの場合には、しばしばほかの薬物も併用されるので、抑制療法が脳に与える影響を調べることはかなり難しい。——良性疾患で閉経期前に卵巣を摘出された人たちの調査結果を見てみましょう。卵巣が切除されると女性ホルモンがでなくなるので、抑制療法を実施したのと同じことになります。

ある研究では、卵巣摘出術のあとに、ボケ症状が見られる率が46％増加したと報告されています。

卵巣摘出術を受けた年齢が若くなるほど、ボケ症状が発症する率が高くなっています（Neurology 2007;69:1074）。

卵巣摘出で見られる脳の障害としてはほかに、

・うつ症状　54％増
・不安感　　１２９％増

などがあります（Menopause 2008;15:1050）。

また閉経期前に卵巣を摘出すると、動きが小刻みになる、手足がふるえるなど特徴的な症状がでる「パーキンソン病」も、68％ほど増えるとされています（Neurology 2008;70:200）。

ホルモン抑制療法を行うべきかどうかの判断は？

このようなことから、自然の閉経時期まで女性ホルモンが正常に分泌されていることには、脳機能の保護効果があると考えられます。

それゆえ閉経前の人が、子宮筋腫のような良性疾患で卵巣まで摘出された場合、自然の閉経期である50歳くらいまでは「女性ホルモン補充療法」を受けたほうがいいでしょう。

これに対し乳がんケースでは、女性ホルモンはがんを刺激する可能性があるので、ホルモン補充療法はしないほうがいいとされています。

では乳がんの場合、女性ホルモン抑制療法で寿命がのびるのか。

乳がん組織を検査して、抑制療法で効果がありそうだと判定された人に抑制療法が実施されますが、前立腺がんと同じく、臓器転移が見られる場合と、見られない場合とに分けて考えるべきです。

前者の、臓器転移が見つかった乳がんでは、女性ホルモン抑制療法には延命効果があると期待できます。

しかし、臓器転移が認められないケースでは、個々の比較試験で寿命延長効果を証明したものはありません。寿命延長効果が見られたという論文も、のちに取り下げられてしまいました（次ページコラム参照）。

コラム

クスリが有効から無効に変わるわけ

生活習慣病のクスリや、抗がん剤など、当初は有効とされていたのに、のちに比較試験で無効とされてしまうクスリが多々あります。どうしてそうなるのか、いくつかの理由があります。

第一に、仮にクスリが有効であっても、その程度はきわめて小さいからです。生活習慣病やがんはある意味、老化現象なので、老化にクスリで立ち向かうことには無理があるのです。

次に、クスリを開発して承認してもらうための比較試験は、どうしても製薬会社や医師たちの熱意がこもってしまいます。そのためデータ操作が行われると、無効なクスリも「有効」という判定になります。

このような事情から、**クスリが承認・市販されたあと、熱意がうせ、肩の力が抜けた医師たちが比較試験を行うと、評価がしばしば「無効」に転落します。**本書でも、コレステロール低下薬や分子標的薬など、諸処でそういう例を見てきました。

第三に「メタ解析」の問題があります。メタ解析ではわかりにくいので、ここでは「連結解析」と呼びましょう。多数の比較試験から個々の患者のデータをあつめ、それらを連結して総合解析する方法です。

じつは、クスリの承認・市販後に行われる比較試験はたくさんあります。医師たちには、クスリが効くかどうかを自分たちで確かめたい、という願望ないし本能のようなものがあり、世界各国で似たような試験が多々、実施されるのです。

しかしたいていは、参加する患者さんの人数が少なかったりして、決定的な結果・結論をだすにいたりません。――そこで第三者たる研究者が、各試験の実施主体に連絡してデータを提供してもらい、連結解析を行うわけです。

これで成功したのが、乳がん薬物療法の連結解析です。

英国オックスフォード大学の、統計学教授が立ち上げた研究所が中心となって、133の比較試験の7万5000人の患者データをあつめてみせました。――結果は、乳がんに対する抗がん剤治療もホルモン療法も「有効」でした（Lancet 1992;339:1,71）。

これで乳がん治療医たちは、抗がん剤やホルモン剤などの薬物療法を行うことにお墨付きを得た気になりました。今日まで、副作用が大きく死者まででる薬物療法が堂々と行われてきた背景には、この連結解析があります。

しかしこの連結解析には、大きな欠陥があります。オックスフォード大学の研究所にメルク社など、がん薬物療法のクスリを製造・販売している企業から、研究資金が湯水のように流れこんでいたのです。それで公正な研究ができるものでしょうか?

実際にも乳がんの抗がん剤治療は、144ページで紹介したように、あらためて実施された大規模な比較試験で「無効」と判明しました。——おそらく、肩の力が抜けた(油断した?)医師たちが実施したため、素直な結果がでたものでしょう。

こういう経緯は、製薬会社から資金提供を受けた連結解析を信用してはならないという、まぎれもない証拠です。——無意味で有害な薬物療法が世界で四半世紀にわたり実施される基盤を提供したという意味で、オックスフォード大学の研究者は万死にあたいします。

他方、その連結解析は、乳がんホルモン療法についても「有効」と述べていました。とくに本文で紹介した「女性ホルモン抑制療法」については、同じ研究主体が2000年に、もう一度解析して、やはり「有効」だと、論文を発表しました(Cochrane Database Syst Rev 2000;(3):CD000485)。

しかし2008年に、この論文は撤回されました。つまり論文が発表されなかったのと同じことなったわけです。理由は明らかにされていませんが、2000年の論文に不都合があったことは確実です。――**こうして乳がんホルモン抑制療法の根拠は失われました。**しかし医師たちは、撤回がなかったかのように、今も世界中で実施しています。

第11章

鎮痛剤で死亡する

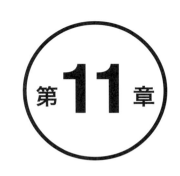

手軽に使える鎮痛剤がもたらすいのちの危険

がんの鎮痛に使う麻薬といえば、「**モルヒネ**」を思いうかべる方が多いはずです。しかし近時、モルヒネの消費量は落ちています。

モルヒネの仲間は、原料である「オピウム」（阿片）にちなんで、「**オピオイド**」と称します。そのオピオイドの消費量はトップの座を「**フェンタニル**」にゆずり、「**オキシコドン**」にも抜かれ、モルヒネは第3位になっています（2012年、厚労省調べ）。

じつはモルヒネは、かなり使いにくいクスリです。たいてい口から飲ませるのですが、吐き気、眠気、便秘などの副作用が強く、その対策に追われて鎮痛がおろそかになりやすいのです。

そこに登場したのが「合成麻薬」の**フェンタニル**です。「貼り薬」として用いられることが多く、1日用、3日用など、いくつか種類があります。期限がくるまで貼りなおす必要がなく、1日のうちに何度も飲まなければならないモルヒネに比べて便利です。また吐き気などの副作用も少なく、患者・医師双方から圧倒的な支持をえて、消費量をのばしたわけです。

しかしフェンタニルには、患者がいのちを落としやすいという欠点があります。実際のケースを紹介しましょう。

フェンタニルで酸素不足状態に！

【Dさん、48歳、女性】

不正出血をきっかけとして子宮体がんが発見されたDさんは、「手術は受けたくない。放射線治療をしてほしい」と、慶応病院のぼくの外来を訪れました。

ただDさんには痛みもあり、全身の検査をすると、少数の骨転移のほか、多数の肺転移が発見されました。

Dさんの場合、出血量はわずかだったし、子宮体がんは増大してもいのちに別状はありません。肺や骨に転移しているのに、子宮に放射線をかけるのはほぼ無意味です。

他方で骨転移も、増大しても死ぬことはない。しかし肺転移は、増大すると呼吸が苦しくなって、死にいたります。

そのことを伝えると、Ｄさんは「ウワーン」と、診察室の外にも聞こえるような大声で泣きだしました。――しばらく泣きつづけたあと、落ち着かれたので、今後どうするかを相談しました。

ぼくはＤさんにこう言いました。

「抗がん剤は副作用で苦しんだうえ、いのちを縮めるだけだから、やめたほうがいい。転移があるから、放射線治療は無意味でしょう。子宮にがんがあっても死なないし。肺転移のほうも、呼吸困難はないのだから、すぐ死ぬようなことはない。様子を見ましょう。

結局、治す方法はないのだけど、症状をやわらげて生活の質を保つことが、一番長生きできるはずです。

骨の転移で痛んでいるところは、何か所もあるから、放射線を全部に照射するのはむずかしい。痛みはクスリで抑えるようにしましょう」と。

問題は、だれが今後、Ｄさんを診ていくか、です。

そのころ慶應病院の放射線治療科は、新教授の判断で、それまで17床あった入院ベッドを病院側に返上していました。つまり以前のように、末期の患者さんを放射線科に入院させて、最期をみとることはできなくなっていました。

そこでDさんには、

「ぼくが鎮痛剤を処方することもできるけど、最期をどこで過ごすかまで考えると、いざというときに入院できる緩和ケア科に鞍替えしたほうがいいのでは」

と伝え、都内の有名な緩和ケア外来に紹介状を書きました。

ところがそれから間もなく、夫君からDさんが急死したという電話連絡が入ったのです。

聞くと、緩和ケア外来で「**デュロテップパッチ**」という貼り薬が処方されたけれど、呼吸がだんだん細くなり、数日して家で静かに息をひきとった。最期は唇が紫色になっていた、とのこと。

ぼくは「あっ、オピオイドにやられたな」と思いました。

水温の低い海水浴で唇が紫色になるのと一緒で、いわゆる「チアノーゼ」が起きたのです。つまり「呼吸困難」ないし「呼吸不全」があって、血液中の酸素濃度が極端に下がっていた証拠です。

それでもDさんが息苦しさを訴えなかったのは、**フェンタニル**の効果で脳がだまされて、呼吸困難状態にはない、と錯覚していたからです。――これも一種のケモブレインと言えます。説明しましょう。

オピオイド過剰投与で脳はだまされる

人は空気を吸って吐き、肺で酸素と炭酸ガスを交換し、それぞれの血中濃度を一定に保っています。――なにかの理由で呼吸困難が生じると、血中の酸素濃度が低下し、炭酸ガス濃度が上がります。

すると、それを察知した脳が指令をだし、呼吸筋を大きく動かし、より多くの空気を肺にとりいれ、血中濃度を元のレベルにもどそうとします。この、脳と筋肉が活動するときに「息が苦しい」「息ができない」と感じるわけです。

ところが「オピオイド」が過剰に投与されると、脳はあたかも呼吸困難がないかのようにだまされてしまいます。そのため呼吸筋をうごかす指令をださず、酸素濃度はますます低下し、炭酸ガス濃度が上がっていきます。――それでも脳は、酸素が足りているように錯覚しつづけます。

こうして人は、「呼吸苦」を感じることなく、呼吸不全で亡くなることになります。ケモブレインの究極のすがたですね。

呼吸抑制の程度は、オピオイドの種類によって異なります。一般に危険視される**モルヒネ**の、呼吸を抑制する力は、むしろ弱いほうだと言えるでしょう。

ぼくは、日本で**モルヒネ**が使われていなかった80年代前半に**モルヒネ**処方をはじめたのですが、これまで飲み薬で呼吸がとまったケースは経験していません。——**モルヒネ**を飲ませると、吐き気や眠気がよくでるので、それが「警告」となり、患者がそれ以上飲むことをためらうからではないか、と考えています。

もっとも**モルヒネ**も、点滴すると呼吸がとまりやすい。ことに、すでに呼吸困難がある場合には、**モルヒネ**を点滴すると、1日～数日で、ほぼ確実に呼吸がとまります。

これに対し、D子さんが貼っていた**デュロテップパッチ**の成分である**フェンタニル**はとても危険です。米国の実情を紹介しましょう。

簡単に手に入る麻薬・合成麻薬

近年、米国では、薬物で事故死する人が急増しており、2016年の1年間には、いろいろな薬物の過剰摂取で6万4000人が亡くなっています。米国の人口は日本のおよそ3倍ですが、それにしてもすごい数です。

そのうち、3分の2にあたる4万2000人が**オピオイド**の過剰摂取です。さらにそのうち2万1000人は、**フェンタニル**をふくむ合成麻薬によるものです。

これら事故死のほとんどは、がん患者ではありません。がんの患者は、治療に使っていた**オピオイド**の影響で亡くなっても、「がん死」として処理されるからです。**オピオイド**で事故死した人たちは、横流しされた**フェンタニル**や**オキシコドン**、あるいは密造・密輸されたヘロインを入手した、もとは健康だった人が大半です。

米国では、麻薬の処方基準がある意味ルーズで、たんなる歯痛や腰痛などの「非がん慢性痛」でもオピオイドが処方できます。

そこで悪徳医たちが多数の処方箋を発行し、よこしまな患者たちが大量の麻薬を入手して密売ルートに流す。あるいは中国などから密輸されるなど、麻薬管理体制が破たんしているので、こんなことになっているのです。——人気歌手のプリンスさんが突然死したのも、**フェンタニル**の過剰摂取が原因でした。

医療現場でも突然死を生じやすい

フェンタニルには、がん患者でも突然死が生じやすいという特徴があります。

理由のひとつは、「鎮痛効果があらわれる量」と「呼吸抑制が生じる量」とが近接しているからです。つまり薬量の調節が困難なのです。

しかも**フェンタニル**は、その効力が**モルヒネ**の１００倍も強力である一方、吐き気などの副作用が少ないので、患者が副作用による「警告」を受けないで使いつづけてしまいます。

そして「パッチ」です。パッチは前述のように3日用もあるので、とても便利ですが、投与量の微調整が難しい。

たとえば「**デュロテップパッチ**」には、**フェンタニル**含有量の違うものが5種類あるのですが、①最少含量のもの、②その2倍量、③4倍量、④6倍量、⑤8倍量と、倍量ずつ増えていくため、微調整は不可能です。

しかも**フェンタニル**は、ささいとも思えることで皮膚からの吸収量が増えたり減ったりします。——たとえばパッチを貼ったまま、うっかりお風呂に入ると、熱せられた影響で吸収量が増え、呼吸がとまる可能性があります。

しかもパッチは、**モルヒネ**を点滴しているようなものですから、すでに呼吸困難がある人に使うと、呼吸がとまる可能性がさらに高くなります。

Dさんの場合も、①過剰量のパッチを処方されたか、②処方は妥当だったが、貼ったままお風呂に入るなどして吸収量が増え、呼吸中枢が抑制されて息がとまったものでしょう。

でも**フェンタニル**は、正しく使えば有益です。

問題は患者さんが、呼吸抑制作用があることや、死ぬ危険性を知らず、亡くなってしまうことにあるのです。

Dさんのように、なるべく長く生きたいと願っていた人たちにとっては、オピオイドの副作用で死ぬなど、無念のきわみでしょう。

依存症というケモブレイン

オピオイドには「依存症」もあります。依存症というのは、クスリが切れるといたたまれなくなる状態です。

オピオイドは投与すると、強い幸福感が生じます。これは脳内でドーパミンという快楽物質が放出されるから、という説が有力です。

半面、快楽物質がでなくなると、精神的に不安定になって、身体的には不調を感じ、また薬物が欲しくなるという「禁断症状」が生じるようになります。——これが依存症で、ケモブレインの一種です。

どのオピオイドも、多かれ少なかれ、依存症が生じる危険があります。

米国でオピオイドによる死亡事故が激増しているのも、依存症におちいったあげく、過剰量を摂取してしまうからです。

ただ日本は、健康人がオピオイドを簡単に入手できる米国とは違い、麻薬管理が厳重なので、健康人がバタバタ死ぬことにはならないでしょう。

処方の場合は依存症にならない？

では、**オピオイド**を処方されている患者さんが依存症になる可能性は？

この点がん疼痛の緩和ケアでは、患者さんがオピオイド依存症になることはない、というのが一般的な見解です。痛みが存在すると、オピオイドで多幸感をえられないから、というのです。また大部分の患者さんは、がんで亡くなるまでオピオイドを使いつづけるので、依存症が生じているかどうか確かめようがない、という事情もあります。

これに対し、がんではないけれども、はげしい歯痛や腰痛があるという、いわゆる「非がん慢性疼痛」にオピオイドを処方する場合はどうか。

からだは元気なこともあり、投与期間が長くなりがちなので、依存症が生じるケースがあるはずです。

デンマークでは、**非がん慢性疼痛でオピオイドが処方されている患者の14〜19％がオピオイド依存症だと診断されています**（Eur J Pain 2010;14:1014）。

日本でも、非がん慢性疼痛に**フェンタニル**その他のオピオイドが処方できるようになっています。それゆえ、オピオイドを長期使用中の人のなかには、依存症におちいっている人が相当数いるはずです。ご用心。

第12章

クスリの相互作用の危険性

クスリの併用で何が起こる?

前章まで検討してきたクスリの副作用は、それぞれ1剤で生じうる症状でした。でも日本では、複数のクスリを飲んでいる患者さんが多数派で、5剤、10剤と服用しているケースも少なくない。

そんなに多数のクスリを一緒に飲んだら、副作用はどうなるのでしょうか。

複数のクスリを服用した場合の副作用は、簡単に予期できるものと、なかなか予期できないものがあります。

たとえば「A剤」と「B剤」を同時に飲んだ場合、副作用「A」と副作用「B」がそのまま生じるのが、予期できる副作用です。これは添付文書を見ればいい。

これに対し、A剤とB剤を飲んだら「A」と「B」のほかに「C」が生じてしまうのが予期せぬ副作用です。——**2剤がたがいに作用しあって意外な副作用が生じたように見えるので「相互作用」と呼ぶことができるでしょう。**

その例を少し紹介します。

患者を死に至らしめるクスリの相互作用

相互作用の典型は「副作用死」です。

かつて日本中がふるえ上がった出来事に、15人以上の死者をだした「**ソリブジン薬害事件**」があります。

単純ヘルペスや帯状疱疹に対する「抗ウイルス薬」である「**ソリブジン**」が1993年に発売されてすぐ生じた、一連の死亡事件です。

死亡した患者さんは、きまって「**5FU系の経口抗がん剤**」（いろいろな種類がある）を服用していました（以下、**5FU**と略す）。

ソリブジンも**5FU**も、どちらも単独服用なら死者がでる量ではありません。ところが同時に飲むと、**5FU**の「血中濃度」が高くなり、白血球減少などが生じて命とりになるのです。しくみはこうです。

体内に入った**ソリブジン**は分解され、一部が「ブロモビニルウラシル」という物質に変わります。わかりにくいので「物質X」としておきましょう。この物質Xは、5FUを分解するための酵素（酵素Z、とします）と結合するため、酵素Zの活性はうしなわれます。――必然、5FUは分解されずに、そのままの形で体内に残り、血中濃度が高くなるわけです。その結果、数倍量の5FUを投与したのと同じことになり、骨髄など正常組織がやられ、致死的な副作用をもたらしたのです。

ソリブジンと5FUの相互作用の研究から意外なことがわかりました。

先天的に遺伝子に欠陥があるため、前述した「酵素Z」の量がごく少ない人が、人口の2％に見られるのです（薬物動態 2000;15:265）。

そういう人たちは、もし5FUを服用すると、ソリブジンを同時に飲んだのと同じことになり、重篤な副作用がでて死亡する可能性が高い。他方で5FU系の抗がん剤は、「TS1《ティーエスワン》」「カペシタビン」などのかたちで、いまも日本で頻用されています。

そういえば2010年に肺がんと診断された、芸能レポーターの梨元勝さんは抗がん剤治療を受けたのですが、14日間の予定でTS1を飲みはじめたら、5日飲んだところで急死しました。ひょっとすると「酵素Z」が先天的に足りなかったのかもしれません（拙著『最高の死に方と最悪の死に方』に詳しい経過をのせました）。

梨元さん以外にも、抗がん剤で急死する人は多々います。有名人ではピアニストの中村紘子さん、元女子アナの有賀さつきさんらがそうですが、急死にはこうした「酵素異常」が関係している可能性もあります。ただし添付文書には、もちろんその種の注意はありません。

別の相互作用を見てみましょう。

相互作用が副作用をより危険にする

前章で、疼痛の治療薬である「**オピオイド**」で、副作用として死者がでることを解説しました。この「オピオイド関連死亡」が、併用薬により増えるらしいのです。たとえば「**プレガバリン**」（商品名：**リリカ**）です。

リリカの処方対象は「神経障害性疼痛」と「線維筋痛症に伴う疼痛」ですが、前者は「がん性疼痛」によく見られます。そこで臨床現場では、がん性疼痛に対し、オピオイドとともに**リリカ**を処方するのが一般的です。

ぼくが慶應病院にいた頃、**リリカ**はあまり効果があるように思えなかったので、自分で処方したことは一度もないのですが、ほかの医師たちはなぜかよく処方していました。製薬会社の宣伝にのせられたのかもしれませんね。

そのように広く併用されている**リリカ**ですが、最近、併用によりオピオイド関連死亡が増えると報告されました（Ann Intern Med 2018 Epub ahead of print）。

これはA剤とB剤の併用により、新たな「C」という副作用が生じるのではなく、オピオイド本来の副作用である死亡の危険性がさらに高くなったケースです。

ほかにも要注意なクスリの組み合わせ

がんではなく、一般的な病気の治療でも、併用すると危ないクスリの組み合わせは多々あります。

たとえば、広く気軽に使われている抗菌薬の「**クラリスロマイシン**」（商品名：**クラリス**など）では、「併用禁忌」（併用しないこと）として10種類以上のクスリが添付文書に記載されています。

また**クラリス**の場合、「併用注意」（併用に注意すること）のクスリは数十種類が記載されています。

クラリス1種でもこの調子です。無数といえる処方薬のそれぞれに「併用禁忌」や「併用注意」のクスリがあります。

そのため、薬局では患者にクスリを手渡す薬局では、処方箋の内容をチェックするというのが建前です。が、これにも落とし穴があります。

ひとつは、薬剤師が処方した医師に遠慮してしまい、職務を全うしないことがあります。

ふたつめには、患者さんが複数の医療機関にかかっていて、それぞれから処方箋をもらっているケースです。なかにはもらった複数の処方箋を、べつべつの薬局に持参する人もいる。こうなると薬剤師は、併用薬を把握しきれません。

●合剤——ひとつだけでもクスリの併用が起きている！

クスリは、ひとつの錠剤のなかに1種類の「有効成分」が入っているのが原則です。

しかしこのところ、2種類以上の有効成分を組み合わせた「合剤」とか「配合剤」

といわれるクスリが多数、治療現場に導入されています。
喘息、C型肝炎、パーキンソン病、月経困難症など、対象疾患は多岐にわたりますが、高血圧など生活習慣病を対象にしたものが主流です。ここでは生活習慣病に対する合剤を検討しましょう。

生活習慣病の合剤はそもそも必要か？

生活習慣病の合剤には、2種類の降圧剤を配合したもの、2種類の血糖降下剤を配合したものなど、同目的のクスリからなるものがあります。他方で、降圧剤とコレステロール低下薬というように、違う目的のクスリを配合したものもあります。ご自身が服用しているクスリが合剤かどうかは、医療機関からわたされるクスリの説明書を見ればわかります。

合剤が流行している理由は、「血圧を効率よく下げられるから」とか「2種類のクスリを別々に渡すより、1つにまとめてあげたほうが、患者さんが飲みやすい」などといわれます。——確かにその通りなのですが、問題は、そもそもクスリを飲む必要があるのかどうか、です。

この点前述したように、血圧、血糖値、コレステロール値をクスリで下げる意味があるかは疑わしい。というよりも、クスリを使えば死者やケモブレインなどが生じるおそれがあることが明らかです。それなのに、合剤でしっかり下げたら、被害者が数倍増になるでしょう。

じつは製薬会社の側には、のっぴきならない事情があります。

ひとつは新規薬剤の開発やアイデアが行きづまり、なかなか「画期的新薬」が生まれなくなったことです。

第二には、これまで収益の柱だった主力薬剤が次々特許切れをむかえ、後発品がぞろぞろ参入してきて、値段と売り上げがどんどん下がっています。

そこで、既存の主力薬剤を合剤にして新薬剤として売りだすことを思いついたのです。こうすると、業界保護に熱心な厚労省に「新医薬品」として承認してもらえ、しばらく独占状態を保てるのです。

要するに「患者さんのため」というのは口実で、実際には「製薬会社のため」の合剤なのです。生活習慣病の分野はことにそうです。

●多剤併用——3剤以上飲むなら要注意

1日に何種類ものクスリを飲むことを「多剤併用」といいます。英語には「ポリファーマシー」という言葉があり、世界共通の問題です。

何種類から「多剤」というのか。5剤なのか10剤なのか、統一的な定義はありませんが、「5剤以上」とか「5剤を超えたら」（つまり6剤以上）と定義するものが多いようです。

ぼくは「2剤を超えたら」多剤併用と考えています。理由は、多くのクスリを必要とするケースはほとんどいないからです。

別の理由は、2剤で生じうる相互作用はある程度わかっていて、添付文書にも注意を促す記載がありますが、3剤以上の場合に生じる相互作用については皆目わかっていないからです。

くわしくいうと、**クスリの数が増えるほど意外な副作用が増加することはわかっています**。しかし3剤以上の場合、どういう組み合わせでどういうことが生じうるかは不明なのです。

多剤併用は、心筋梗塞や脳卒中など病気を発症した人でも、もともと健康なのにクスリを飲みはじめた人でも見られます。

副作用は、病気があろうとなかろうと、同じように生じます。したがって、クスリの必要性は人によって異なりますが、多剤併用の危険性は同じです。

多剤併用はとくに深刻な問題

なぜ多剤併用が生じるのでしょうか。

最大の原因は、クスリなしには医療機関がつぶれるからです。

たとえば健康診断で、血圧やコレステロールなどの検査高値を指摘され、近所のクリニックに来た人を考えてみましょう。この場合に医師が、

「ああ、この程度の値だったら問題ありません。クスリは不要ですね。お帰りくださって結構です」

ということは、絶無ではないにしても、ほぼありえません。そんなことをしていた

ら、患者は増えず、クリニックは傾きますし、病院の勤務医なら解雇されるでしょう。

そこで医師は、

「これは問題ですね。値を下げるためにクスリを飲みましょう。1か月後に、また来てください」

と伝えることになります。こうすれば定期的に来院してくれるし、その度に検査ができて、処方箋を書ける。患者がその処方箋をもって「門前薬局」へ行けば、医師はいろいろな特典が期待できるし、その薬局は医師の身内が経営しているかもしれない。

別の理由は「ガイドライン」です。こういう病気や症状には、こういう検査をして、こういうクスリをだしたらどうか、という各医学会がさだめた「指針」です。たとえば高血圧には「高血圧治療ガイドライン」、血糖高値には「糖尿病診療ガイドライン」、高コレステロール血症には「動脈硬化性疾患予防ガイドライン」があります。

これらガイドラインには、検査高値にはクスリを使えと書いてあります。――ガイドラインに頼りきっている医師は、クスリを処方するしかないですね。

でもこれまで解説してきたように、**クスリで死んだり、ケモブレインが生じるのは、ガイドライン通りに治療をした結果です。つまり各ガイドラインが間違っているので**

す。

クスリを増やしたがる医師たち

ともかくクスリを飲みはじめると、なんやかやと副作用がでるものです。――その症状を医師に訴えると、きまって別のクスリが追加されます。最初に処方したクスリをやめてみるという発想がない。

あるいは副作用がでると、同じ病院内の別の診療科に紹介される。そしてそこでもクスリをだされる。――こうして一度飲みだすと、クスリの数が雪だるま式に増えていきます。

あれは2年前のことだったか、ぼくの外来に来られた方が、体験談を話してくれました。その男性は一時期、毎日20種類のクスリを飲んでいたと言います。まったく健康だったのに、健診をきっかけに病院をたずねたら、クスリが雪だるま式に増えたのです。――今でもまだ20種類ということがあるんだ、と驚きましたが、病院名を聞くと都内の、慶應系列のブランド病院でした。（顚末は後述223ページ）

クスリ信仰の信者になるな!

患者の側にも問題があります。

医療信仰、クスリ信仰が度をこしているのです。

それでクリニックを訪ねてクスリがでないと、「なんだクスリもでないのか」と、むくれる人がいる。

処方されたクスリはすべて律儀に飲み、それでケモブレインになって判断力が落ちても、どういうわけかクスリ信仰だけはなくならない。

こうして患者はクスリを飲みつづけるわけです。

第13章

ボケないためのクスリのやめ方

ためらわずにクスリをやめよう

クスリでボケがくる危険性については、週刊誌などマスコミでもしばしば取りあげられるようになりました。大変よいことです。

問題は、クスリのやめ方です。患者・家族は、いま飲んでいるクスリをどうしたらやめられるのか悩み、やめたら病状が悪化するのでは、と不安や恐怖をいだいています。

そういう方がたにどう指南すべきか。「治る認知症がある」という週刊誌記事での、ある医師のコメントを見てみましょう。

「六種類以上の薬を同時に飲んでいると、さまざまな弊害が出てくるという研究結果があります。認知機能低下も、その弊害の一つ。

薬の種類によっても認知症に似た症状を引き起こすものがあります。代表格は、ベンゾジアゼピン系と呼ばれる抗不安薬です。睡眠薬代わりに処方されている方も多いですが、できれば他の薬に変えた方がいいと思います。薬を減らす外来を行う病医院もでき始めています。一度、飲んでいる薬を見直すことも大切だと思います」（週刊文春2018.10.4）

一般論としてはその通りです。

しかし「変えた方がいい」「見直すことも大切」と言われただけでは、当事者は途方にくれるでしょう。本章では、もう少し具体的にクスリのやめ方を考えていきます。なおそのコメントでは「六種類以上の薬」としていますが、**本書で見てきたように、たった1種類でボケることが多々あります。**

飲む必要のある例外のクスリ

病気によっては、クスリが必要なものがあります。また不要なクスリでも、やめると症状が悪化したり（リバウンド、といいます）、離脱症状がでたりするものがあります。それらを一律に扱うことはできないので、病気やクスリの種類ごとに考えていきましょう。

まず、心筋梗塞や脳卒中のような「本格的な病気」では、クスリを飲むのも仕方がないと思います。それで本章での検討対象からはぶきます。ただし発症してから時間がたてば、多くのクスリに意味はなくなり、その有害性がめだってきます。

ボケ以外の精神疾患、つまり双極性障害、本格的なうつ病、テンカンも、いきなりクスリをやめては危険です。ただこれらにも、無意味・有害な多剤併用が行われているケースが多い。最近は、なるべく少ないクスリで対処する医師も増えてきています。

ステロイド（副腎皮質ホルモン）も検討対象からはぶきます。ステロイドを飲んでいるケースは、多くの場合、それが必要だから処方されているはずです。

他方でアトピーのように、ステロイド治療に疑問符がつくものもあります。しかし急にやめると症状が前よりも悪化し、結局ステロイドに戻ってしまうケースが大部分です。やめるには相当の覚悟と計画がいるので、ここでやめ方を指南するのは不適当だと思います。

睡眠薬は大変だけれどやめるとスッキリ

ベンゾジアゼピン系の抗不安薬（睡眠薬）は、6章で述べたように依存性やボケなど問題があるので、できればやめたほうがいい。前出の医師は別のクスリに代えることを提案していました。

しかし代わりのものも、脳にはたらきかけるクスリですから、たいていボケや依存の危険性があります。また、すでに依存症になっているケースでは、うまく代えられるかどうか疑問です。

ベンゾジアゼピン系のやっかいなところは、本人が相当の覚悟をもってやめようとしても、離脱症状に苦しんで、クスリを再開する羽目になるケースがとても多いことです。ぼくの外来に来られた方が話してくれた断薬体験はこうです。

【Eさん、65歳、男性】

抗不安薬を飲みはじめたら、かえっていろいろな症状がでて、クスリを追加された。

それがいやになって、何度も断薬を試みたけれど、そのたびに離脱症状がでて、仕事に差し支えるので、また飲みはじめてしまった。

それで定年を迎えたのを機会に、「エイ、ヤッ」と全部やめた。数か月、離脱症状に苦しんだけど、仕事に行かなくていいので、耐えることができた。今は、クスリを飲んでいないので、頭のなかもスッキリしています。

生活習慣病のクスリはやめるにかぎる

このようなことから、**ベンゾジアゼピン系**のクスリの減薬・断薬は、一大テーマとなっています。ウェブで「ベンゾジアゼピン　減薬　断薬」というキーワードで検索すると、参考になる情報がえられるでしょう。

これらに比べれば、生活習慣病のクスリをやめるのは簡単です。依存症やリバウンドが生じないからです。

ただ患者・家族には、本当にやめていいのか、という不安があります。その不安を克服できるよう、すこし考えていきましょう。

まずは生活習慣病のクスリの無意味さ・有害さを心にとめること。そのためには前のほうを読みかえされるのがよい。**生活習慣病のクスリには、寿命短縮作用とケモブレインなど有害作用がそなわっていることを、しっかり認識しましょう。**

それと関連して、健康なときに検査を受けることの無意味さに気づくべきです。これには、めまいや腰痛で受診したら、ついでの検査で生活習慣病を指摘された、というようなケースも含まれます。

日本は特殊な国です。欧米では職場健診や人間ドックが実施されていないというのがその一例です。欧米各国は、怠慢ゆえではなく、無意味・有害であることがわかっているので実施しないのです。――比較試験では、健診をして高血圧、高血糖、高コレステロール血症などが判明した人たちを、クスリなどでしっかり管理したら、死亡率が46％も上昇してしまいました。死亡率が下がるのではなく、上がるのです（JAMA 1991:266:1225）。――ただこれはケモブレインの本なので、これ以上論じるのは筋違いでしょう。くわしくは拙著『健康診断は受けてはいけない』（文春新書）にあります。

降圧剤をやめてもなんら支障なし

さて、人びとがクスリをやめるのに及び腰なのは、なにか不都合が生じるのでは、と感じることも大きいでしょう。とくに降圧剤は、やめたら血圧がリバウンドして大変なことになる、という定説があります。

しかし血圧リバウンド説は、クスリに患者を縛りつけておくために、医師たちがつくった「都市伝説」です。**実際には、降圧剤をやめても、大変なことは生じない。ケモブレインがやんで、霧がはれたかのように頭がすっきりするなど、体調はよくなるはずです。**

降圧剤をやめたら血圧が下がることがある!

クスリをやめたら、血圧はどうなるのか。――高くなる場合、そのままの場合、血圧が下がる場合の3つに分かれます。

高血圧と言われた人がクスリを飲んでいるのですから、降圧剤をやめれば血圧が高くなるのは当然です。しかし、ロケットを打ち上げたかのように、ドーンと高くなることはなく、からだの調節機構によって、あるべき血圧に戻るだけです。

そもそも**健康な人が、検査で指摘される血圧値は、その人のからだが「これがベスト」とみなして調節した結果です。**かつて「上の血圧は年齢に90～100を足したものが標準」といわれていたことを思いだしましょう。

それなのに今は、年齢に関係なく「上の血圧は140が上限」といわれている。これは、健康人を「病人」に仕立てて治療に引っ張り込みたい、医師たちの陰謀です。なお、医師やナースに測られると緊張して血圧が高くなってしまう「白衣性高血圧」という現象があるので、医療機関での測定値は信用しない。自宅で測った血圧を目安にしましょう。

降圧剤をやめると血圧が下がることがあるのは、からだが降圧剤に一所懸命、抵抗していたからでしょう。――降圧剤で無理やり血圧を下げられそうになると、からだの調節機構はそれを察知し、下げてはなるものかと、いろいろなしくみを通じて、血圧を今まで通り保とうとする。

そういうわけで、血圧が下がらない場合、医師は第二、第三の降圧剤を処方します。ぼくは、4種類の降圧剤を処方されていた方に何人もお会いしました。

そのように、からだが降圧剤に抵抗していた場合、クスリをやめると、あたかも重しがとれたかのように、からだはリラックスするはずです。それで血圧が下がるケースがあるのだろう、と見ています。

クスリによる副作用が新たなクスリを呼ぶ

ところで生活習慣病やボケに対するクスリを飲みはじめると、なにやかやと副作用の症状がでてきます。それを医師に訴えると、別のクスリが処方される。また体調が変わらなくても、血液検査の値が上昇することも多い。その場合にも別のクスリ。——こうして雪だるま式にクスリが増えていきます。

またそれは、ひとつの診療科やクリニックでの話。患者さん（という名の健康人）が、同じ病院の別の診療科や、ほかのクリニックにもかかっているケースでは、それぞれで同じようにクスリの数が増えていきます。——ついには、10剤、20剤を同時に飲むようになるわけです。

20剤をゼロにしたら体調が良くなった

こうしたケースでは、飲んでいるクスリを全部一度にやめていいのです。ぼくは、そのような「健康人たる患者さん」とクスリの話になったとき、おクスリ手帳を見せてもらって調べますが、**飲みつづけたほうがいいクスリは見たことがなく、やめたほうがいいクスリばかりです。**――そのためでしょう、5種、10種と飲んでいた患者さんからも「やめたら体調がよくなりました」という喜びの声ばかり聞こえてきます。

たとえば12章で紹介した、ブランド病院で多数のクスリを飲まされていた中年の男性患者さん。彼はクスリを飲みはじめたら、検査値が異常になり、それを正すために別のクスリを飲むと、さらに別の検査値が上昇する、というような経過をくりかえして、ついに1日20種類になったのでした。

彼はあるとき、「これではいかん」と思い立ち、すべてのクスリを一度にやめたといいます。すると、「体調がよくなって、検査の異常値も全部正常に戻った」と笑っていました。離脱症状のようなものも起こらなかったそうです。

多数のクスリを一度にやめてよいというのは、ボケのクスリからはじまった場合も同様です。その後に副作用対策として積み重なったクスリは不要なものなので、やめてボケがよくなることはあっても、悪化することはないはずです。

多種類のクスリのなかに、ベンゾジアゼピン系のクスリがまじっていたらどうするか。

多剤併用が、生活習慣病やボケのクスリからはじまった場合には、やめても離脱症状などは生じず、意外とあっさりやめられます。これは比ゆ的に言うと、脳細胞に作用するクスリがあまりにたくさんあって、脳細胞のはたらきが混乱し、クスリが依存性を発揮する余地がないからではないか、と考えています。

あとがき

ケモブレインは医学用語として出色のできだと、心底思います。

クスリの重大な副作用を端的にあらわしており、一般の方がたも、クスリでなにが起こるか直感するはずです。

それだけに、クスリを処方する医師や製薬会社にとっては大迷惑。

ケモブレインという言葉は抗がん剤関連の論文にしかでてきませんし、「ケモフォグ（化学霧）」なる意味不明な用語におきかえようとする動きもあります（139ページ）。

しかしそれでは、医療業界の思うツボ。**本書を読まれた方は、どんどん「ケモブレイン」を口にだして、広めてください。**

つくづくクスリは怖い。脳がやられたらおしまいだ。まさに「クスリはリスク」です。

そんな怖いクスリを、どうして人びとは気軽に飲むのでしょうか。——動機はともかく、脳が命じるままに飲んでいる。つまり人の「意識」が、クスリを飲んだほうが得だと計算しているわけでしょう。クスリによって、からだはもっと調子よくなり、俺様の脳のはたらきもよくなるはずだ、と。

でもね、いま健康な人、元気な人は、なにをやっても、それ以上は健康にも元気にもならないんです。というのも今の状態は、からだが細心の注意をはらって時々刻々ベストに調節している結果だからです。ベストなものを、それ以上よくすることはできない道理です。

思うに**ケモブレインは、からだの、意識に対する復讐でしょう。**

意識が、自分が一番偉いと思って、からだの調節機能を信じず、自分の勝手な判断でクスリを飲むことを決める。からだの一部である脳があってこその意識なのに。——それをいまいましいと思ったからだは、自己調節を放棄してクスリにゆだね、ケモブレインが生じても見ぬふりをする。そういうことなのだと思います。

だからケモブレインやその他の副作用を避けるには、クスリに近づく前に、もっと自分のからだを信じるべきです。——この世には、信じると裏切られる事物はたくさんあります。医者や医療はその筆頭でしょう。しかし自分のからだだけは、自然な状態では、あなたを裏切ろうとはしないのです。

ただ人が長年生きているあいだには、自然にでてくる症状や病気がいろいろある。でもそれは、ほとんどが老化現象で、からだが裏切ったわけではないことに留意しましょう。

ところで本の執筆というのは、すでに頭のなかにあるアイデアを文章化し、渉猟してあった論文をもう一度読んでデータを見直し、文章に間違いがないことを確かめつつ、一歩、一歩すすむという、ある意味単調な作業です。

しかしそんななかにも、ときおりニヤリとするときがあります。今回の一番の収穫は、「突然死」に関することです。本文にも書きましたが、簡単に説明しましょう。

ある症状がクスリの副作用かどうかは、厚労省が設置した審議会が認定するのですが、各種ワクチンについては、「突然死」という副作用は、言を左右して認定しないできました。以前に『ワクチン副作用の恐怖』を書いたときには、「まあ、よくもこれほど論理からはずれたことを主張できるものだ」とあきれ、その強引さに半ば感心もしたほどです。（詳しくは132ページ）。

ところが今回、抗ボケ薬（認知症治療剤）のアリセプト（一般名：ドネペジル）では、副作用として「突然死」を添付文書に記載していることに気づきました（103ページ）。

こういう医療業界がおかす「矛盾」や「ご都合主義」に気がつくことが、ぼくにとっては執筆作業をする際の醍醐味なのです。

本書がみなさまのお役にたてば幸いです。そこで最後にひとこと。

くれぐれもクスリは、最初の一錠に手をださないようにしましょう。

二〇一九年一月

近藤誠がん研究所 所長

近藤 誠

著者紹介

近藤 誠（こんどう　まこと）

1948年生まれ。1973年、慶應義塾大学卒業後、放射線医学教室に入る。2014年に定年退職。2012年、「乳房温存療法のパイオニアとして、抗がん剤の毒性、拡大手術の危険性など、がん治療における先駆的な意見を一般の人にもわかりやすく発表し、啓蒙を続けてきた功績」により、「第60回菊池寛賞」を受賞。2013年、東京・渋谷に「近藤誠がん研究所セカンドオピニオン外来」（https://kondo-makoto.com/）を開設。著書に、ミリオンセラーとなった『医者に殺されない47の心得』（アスコム）、『患者よ、がんと闘うな』（文藝春秋）ほか多数。

このクスリがボケを生む！

「ケモブレイン」にならない13の知恵

2019年 2月25日　初版発行
2021年10月12日　3刷発行

著　者――――――　近藤《こんどう》　誠《まこと》

発行者――――――　佐久間重嘉

発行所――――――　学 陽 書 房

〒102-0072　東京都千代田区飯田橋1-9-3
営業部――――――　TEL 03-3261-1111 ／ FAX 03-5211-3300
編集部――――――　TEL 03-3261-1112
http://www.gakuyo.co.jp/

装丁／スタジオダンク　カバー著者写真／小野庄一
DTP制作・印刷／精文堂印刷
製本／東京美術紙工

ISBN 978-4-313-88036-8 C0030